**Uma obstetra grávida**

*a teoria desafiando a prática*

NAIRA RAMOS

# Uma obstetra grávida
*a teoria desafiando a prática*

Manole

*Copyright* ©2013 Editora Manole Ltda., por meio de contrato com a autora.

*Minha Editora* é um selo editorial Manole

Editor gestor: Walter Luiz Coutinho

Editora: Karin Gutz Inglez

Produção editorial: Fernanda Joyce Rodrigues Vera, Cristiana Gonzaga S. Corrêa e Juliana Morais

Capa: André E. Stefanini

Projeto gráfico: Daniel Justi

Diagramação: Departamento Editorial da Editora Manole

Ilustrações: André E. Stefanini

Copydesk: Camila Doval

Dados Internacionais de Catalogação na Publicação (CIP)
(Câmara Brasileira do Livro, SP, Brasil)

Ramos, Naira
Uma obstetra grávida: a teoria desafiando a prática / Naira Ramos. – Barueri, SP : Minha Editora, 2013.

ISBN 978-85-7868-058-9

1. Mulheres - Autobiografia 2. Mulheres médicas
I. Título.

12-08750        CDD-920.72

Índices para catálogo sistemático:
1. Mulheres : Autobiografia 920.72

Todos os direitos reservados.
Nenhuma parte deste livro poderá ser reproduzida, por qualquer processo, sem a permissão expressa dos editores.
É proibida a reprodução por xerox.

A Editora Manole é filiada à ABDR – Associação Brasileira de Direitos Reprográficos.

1ª edição – 2013

**EDITORA MANOLE LTDA.**
Avenida Ceci, 672 – Tamboré
06460-120 – Barueri – SP – Brasil
Tel.: (11) 4196-6000 – Fax: (11) 4196-6021
www.manole.com.br | info@manole.com.br

Impresso no Brasil | *Printed in Brazil*

Este livro contempla as regras do Acordo Ortográfico da Língua Portuguesa de 1990, que entrou em vigor no Brasil em 2009.

São de responsabilidade da autora as informações contidas nesta obra.

Agradeço ao meu marido Rodrigo,
que me proporcionou a incrível
experiência de ser mãe
e me apoiou, desde o início,
neste projeto tão audacioso.

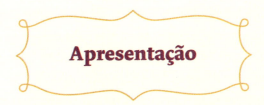

# Apresentação

Nunca pretendi escrever uma obra autobiográfica. Não sou uma celebridade e nunca pensei que alguém pudesse se interessar pelo que se passava na minha vida. Quis apenas descrever minha gestação e explicar as coisas enquanto aconteciam comigo. Quis testar e comprovar meus conhecimentos de médica obstetra, nada mais que isso.

Durante minha gestação, escrevi o que aconteceu comigo e com meu corpo, assim como todos os sentimentos que me atravessaram. Tentei traçar um paralelo entre a teoria descrita nos livros médicos e o que eu estava vivendo a cada dia. Minha vida e minhas histórias particulares não precisariam ser expostas para que minha gestação fosse contada. Isso foi o que pensei até começar a escrever.

Desde que descobri a gravidez, entendi que não haveria diferença entre minha vida e minha gestação. É impossível separar as coisas. Para que entendam o que se passou na minha gravidez e o que ela significou para mim, é preciso que saibam como eu vivo.

Meu sonho sempre foi ser médica, nunca quis ser aeromoça, astronauta, paquita ou qualquer outra coisa. Quando fiz 14 anos, meu presente de aniversário foi assistir a uma cesariana (meu pai é médico, o que facilitou um pouco as coisas). Aos 16, assisti pela primeira vez a um parto normal. Experiências inesquecíveis para mim.

Durante o cursinho, sofri uma crise de identidade e resolvi mudar de profissão – estava muito difícil passar no vestibular e me desesperei. Fiz todos os testes vocacionais oferecidos na época, mas não consegui fugir do meu destino.

Entrei na Universidade Estadual de Londrina, Paraná, para cursar Medicina, em 1997, e, quando me formei, decidi fazer uma especialização em Saúde da Família no Ceará. Não sabia ao certo para onde estava indo, mas ninguém conseguiu me dissuadir dessa ideia um tanto maluca ou, no mínimo, inesperada. Passei um ano inteiro mais viajando do que estudando. Conheci lugares maravilhosos e pessoas incríveis, mas tive de encarar a realidade e voltar para fazer minha especialização em Ginecologia e Obstetrícia, na mesma universidade em que me graduei.

Nunca quis me casar. Sempre privilegiei a profissão e, aos poucos, fui perdendo o romantismo e me tornando uma mulher prática, independente e aventureira, características que, normalmente, não combinam com casamento e relacionamentos duradouros, principalmente porque mulheres com esse perfil espantam os homens com facilidade. Conformei-me com a ideia de ter relacionamentos passageiros, sem muito compromisso. Meus amigos me consideravam uma solteirona convicta e eu também me via assim. Até que conheci o Rodrigo, no primeiro plantão que fiz como residente no hospital universitário. Foi amor à primeira vista, como nos melhores contos de fada, contrariando toda a minha história e as minhas convicções.

Em 3 meses de relacionamento, não fazíamos nada separados. Com 1 ano, resolvemos comunicar à família que moraríamos juntos, mas sem cerimônia ou burocracia. Eu tinha pavor de aliança, casamento e coisas afins. Após 1 ano de "ajuntamento", o Rodrigo me convenceu a me alistar no serviço militar, para servir ao Exército Brasileiro (os dois como oficiais médicos), e nos mudamos para Porto Velho, Rondônia.

A vida de casada é surpreendente. Nunca pensei que pudesse ser tão feliz. É uma coisa que recomendo a todas as minhas pacientes: **CASEM-SE!** Principalmente se tiverem um marido dedicado e atencioso como o meu.

Tornamo-nos oficiais do Exército Brasileiro na Amazônia, uma experiência extraordinária. Acampamos na floresta tropical, marchamos com os soldados, acostumamo-nos com botas, boinas e todas as formalidades da vida militar, fui campeã de tiro de fuzil nas olimpíadas do Comando Militar da Amazônia, coisas que jamais teríamos feito se não tivéssemos tido a coragem de realizar tamanha mudança em nossos destinos.

Nossa vida em Rondônia foi marcada por momentos bons e ruins, como a vida de qualquer casal recém-casado. Estar longe da família foi um dos maiores problemas, mas também a solução para muitas coisas. Estar longe de tudo e de todos fez com que ficássemos cada dia mais perto de nós mesmos. Fortalecemo-nos como casal em função da falta que a família nos fazia.

Quando decidimos engravidar, deixamos todos com os cabelos em pé, porque somos muito aventureiros, e foi realmente difícil, para qualquer um que nos conhecia, imaginar uma criança em nossas vidas. Nosso filho seria o primeiro neto dos meus pais e dos pais do Rodrigo. O primeiro sobrinho de todos os nossos irmãos e o primeiro bisneto de nossos avós. Uma criança muito esperada e tão longe de tudo e de todos que conhecíamos.

Essa foi a maior aventura de nossas vidas e a registrei com todo o carinho nas anotações que transcrevo aqui. Na época, isso me ajudou a manter o equilíbrio e a me preparar para as mudanças que ainda viriam. Agora, relendo tudo que anotei, percebo o quanto as minhas dúvidas, angústias, alegrias e expectativas, junto ao meu conhecimento profissional, podem ser úteis para quem está vivendo ou pretende viver uma gravidez. Esse é o motivo deste livro.

E assim como não faltaram espectadores, espero que não faltem leitores para a nossa história.

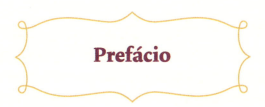

# Prefácio

HÁ 21 ANOS, idade do meu único filho, fui instado por um jornalista a participar de uma reportagem sob o título: "Só agora eu sei como se sentem os pais". Desde lá, mantive-me convicto sobre a importância de vivenciar a maternidade ou a paternidade para a formação do obstetra. Quem presta um serviço só se torna um profissional completo ao experimentar o outro lado do processo. Pela minha própria experiência, conheço o nível da contribuição que a *grávida* Naira prestou à *profissional* Naira no amadurecimento de sua carreira.

A forma simples e bem-humorada com que estas reflexões de uma ginecologista grávida acompanham e explicam as fases da gestação e seus detalhes técnicos em nada prejudica a verticalidade de um texto que se propõe a conscientizar as mulheres sobre o que acontece com seu corpo e sua mente enquanto se transformam em mães. Trata-se de uma obra de fácil leitura, elucidativa tanto para leigos quanto para especialistas, pois permite a ambos o acesso a informações *singulares*, resultantes de um conhecimento que avança as fronteiras do âmbito acadêmico para unir-se à percepção feminina. Os relatos da autora vão criando, no decorrer do texto, uma perspectiva única e privilegiada que só mesmo uma *obstetra grávida* poderia oferecer às suas pacientes – e leitoras.

MARCELO ZUGAIB
*Professor Titular da Disciplina de Obstetrícia
do Departamento de Ginecologia e Obstetrícia da
Faculdade de Medicina da Universidade de São Paulo*

# Sumário

1. A preparação • 1

2. Segundo mês sem anticoncepcional • 7

3. A decisão • 11

4. Ovulação e fertilização • 15

5. A implantação • 23

6. Primeira tentativa, primeiro fracasso • 29

7. Ossos do ofício • 35

8. Segunda tentativa, segundo fracasso • 43

9. Terceira tentativa... Até que enfim! • 49

10. Estou grávida. Agora é para valer! • 53

11. Medo do desconhecido • 57

12. Duração da gestação • 61

13. O começo de tudo • 65
    *Quarta semana de gestação*

14. A ansiedade só aumenta • 71
    *Quinta e sexta semanas de gestação*

15. Minha vida está virando do avesso • 75
    *Sétima semana de gestação*

16. Tudo passa muito rápido, cada dia é uma surpresa • 83
    *Oitava semana de gestação*

17. Vendo nosso bebê pela primeira vez • 89
    *9ª à 13ª semana de gestação*

18. Menino ou menina? Testando meus instintos maternos • 95
    *14ª à 20ª semana de gestação*

19. Nunca desejei tanto ficar barriguda! • 103
    *21ª à 24ª semana de gestação*

20. Existe sexo durante a gestação? • 109

21. Fatos banais, mudanças para toda a vida • 115

22. Adoro estar grávida. Pena que só tenho mais alguns meses para curtir a barriga • 121
    *25ª à 28ª semana de gestação*

23. Desconforto normal ou um problema real? • 131
    *29ª à 32ª semana de gestação*

24. Será que todas as grávidas se sentem lindas? • 139
    *33ª à 36ª semana de gestação*

25. Últimas semanas • 143

26. Chegada a grande hora • 151

27. O nascimento • 159

28. Nasce uma mãe muito coruja • 169

29. Aprendendo a ser mãe • 177

30. A vida de mãe • 185

31. Ser mãe ou ser médica? • 193

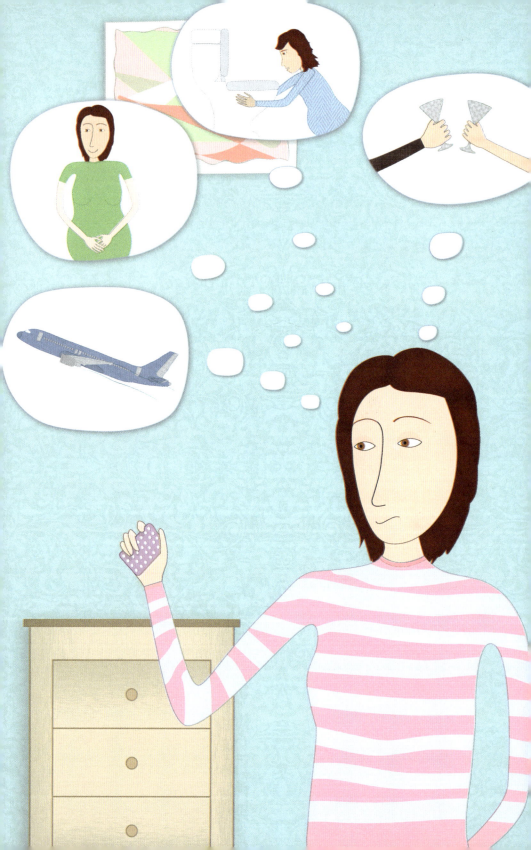

CAPÍTULO 1

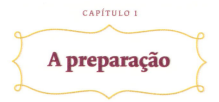
# A preparação

DECIDIR A MELHOR hora para se ter um filho não é tarefa fácil. Dúvidas e medos aparecem em qualquer circunstância. É impossível ter certeza se é mesmo o melhor momento ou se a decisão deve ser adiada por mais alguns anos.

Às vezes, penso que uma gestação não planejada pode ser mais fácil. Depois que aconteceu, não existe outra opção mesmo. Com a gravidez descoberta, não faz mais sentido pensar nas coisas que mudarão ou lamentar-se pelas coisas que não poderão ser vividas. Já quando há uma programação, vários pontos de vista são expostos e vários sonhos precisam ser colocados de lado. Muitas coisas importantes ficam em segundo plano para que o desejo de ter um filho seja realizado.

Fiquei angustiada e tensa com essa decisão. Tinha 30 anos e estava preocupada com as mudanças que minha vida sofreria. Era difícil abrir mão de algumas coisas que conquistei e de muitas outras que estava acostumada a fazer. Eu era nova, mas tinha manias e vícios que não seriam fáceis de abandonar. Meus projetos estavam em andamento, eu tinha uma vida a todo vapor, que sofreria inevitáveis e profundas mudanças a partir do momento em que eu tivesse um filho.

Algumas coisas jamais seriam como antes. Nunca mais me dedicaria 100% ao trabalho, não poderia ficar dias seguidos de plantão nem sair durante a madrugada para atender pacientes. Não poderia beber até me embriagar (uma mãe bêbada é o fim da picada!) nem sair sem dizer para onde, sem hora para voltar. Provavelmente, nunca mais dormiria tranquila nas manhãs de domingo. Minhas viagens seriam adiadas por tempo indeterminado e os próximos roteiros, com certeza, sofreriam grandes mudanças (nada de noites agitadas ou turismo de aventura). Congressos e pós-graduações também ficariam em segundo plano por um bom tempo. Isso pode parecer ridículo e superficial para alguns, mas esses pensamentos não saíam da minha cabeça.

Minha vida estava indo tão bem, eu tinha medo de tomar alguma decisão que pudesse estragá-la. Por que mudar tudo que estava dando certo?

Mesmo com todos esses questionamentos, a vontade de ser mãe tomou conta do meu coração. Muitas mulheres passam por isto: a certa altura da vida, deixamos de ser racionais e os instintos de preservação da espécie falam mais alto. Parece que todas as pessoas ao nosso redor têm filhos, que todos os lugares estão repletos de lindas e carinhosas crianças. Tudo lembra maternidade e todas as conversas acabam em bebês, fraldas, parto, amamentação.

Uma solidão chegou de mansinho e começou a apertar meu peito. As noites a dois não tinham o mesmo sabor, o casamento ficou um pouco vazio, um pouco sem graça. Faltava uma pessoa para preencher nossas vidas.

Uma criança, mesmo sem querer, passou a fazer parte dos nossos planos futuros e, muitas vezes, tomávamos decisões como se essa pequena criatura já fizesse parte da família. Não adiantava mais fugir. Sendo ou não a melhor hora, a decisão foi tomada. Ainda que inconscientemente, estávamos certos de que nosso filho (ou filha) deveria chegar o mais breve possível para tornar nossas vidas completas. Meu primeiro passo foi parar de tomar o anticoncepcional.

Parei com o anticoncepcional no mês do aniversário do Rodrigo (foi o presente dele) e nossas vidas começaram a mudar a partir desse dia. Paramos com a pílula, mas decidimos usar camisinha durante os primeiros meses e depois tentar engravidar. Queria me preparar e só tentar quando tudo estivesse em ordem.

Coloquei minhas vacinas em dia, fiz exames de rotina e comecei a tomar as vitaminas necessárias. Como sou obstetra e o Rodrigo é ultrassonografista, decidimos monitorar todas as mudanças que meu organismo sofreria; e a ultrassonografia é o meio mais simples de fazer isso. Depois desse primeiro mês sem o remédio, fomos ver como estavam meu útero e meus ovários.

Durante o uso do anticoncepcional, não existe um exame que descubra se a mulher poderá ou não engravidar. Apenas com a interrupção do remédio, é que isso pode ser feito. Para realizar esses exames, a mulher precisa ficar sem tomar anticoncepcional por alguns meses e, mesmo assim, os exames indicam somente como ela está naquela ocasião. Não há como prever se ela ovulará daqui a 5 ou 10 anos. Por isso, "desencane". Só vale a pena se preocupar com a fertilidade quando você realmente desejar engravidar.

Achei que demoraria alguns meses para ovular, mas, para minha surpresa, no primeiro mês sem o remédio, a ultrassonografia mostrou um folículo. Não era um folículo qualquer, era um folículo dominante, de quase 20 mm, prestes a ser ovulado (calma! Já explico o que é "folículo", o que é "folículo dominante" e como eles se transformam em um bebezinho lindo).

Depois de tantos anos tomando anticoncepcional, o mais comum seria que, por alguns meses, meus ovários não funcionassem direito (chamamos isso de ciclos anovulatórios) e que tudo voltasse ao normal somente depois que os hormônios retomassem suas funções. Comigo não foi assim, então me senti privilegiada. A ultrassonografia tirou das minhas costas o medo de não poder ser mãe. O medo de que anos tomando remédios para impedir a ovulação deixassem sequelas.

É muito comum as mulheres se desesperarem quando a gravidez demora a acontecer após terem parado com o anticoncepcional. Existem muitos mitos e histórias de que o anticoncepcional torna a mulher estéril se tomado por vários anos. Esse é um grande equívoco. Após tomar contraceptivos orais, injetáveis, adesivos, etc., a mulher precisa de um tempo para que os hormônios voltem aos seus níveis normais e consigam novamente ter um padrão cíclico que permita a ovulação. Isso pode demorar mais ou menos, dependendo de cada organismo. Algumas engravidam no primeiro mês, mas a maioria das mulheres engravida após 6 a 18 meses sem contracepção.

As investigações sobre infertilidade são feitas após 1 ano de relações sexuais frequentes, sem uso de qualquer método contraceptivo. Uma investigação antes disso pode não ser muito útil, pois todos os exames têm grande chance de estarem normais. Por isso, não se desespere, relaxe e espere um pouco. Quanto mais estressada você estiver, mais difícil será engravidar. O estresse é um fator que comprovadamente dificulta a ovulação e, em consequência, a gravidez. Relaxe e goze (literalmente)! Tenha paciência, pois tudo isso já é um grande aprendizado para a maternidade.

Falar é fácil, sentir na pele é diferente. Sou médica, mas, em primeiro lugar, sou mulher, e mulheres, muitas vezes, são neuróticas e se preocupam com os problemas mesmo antes de eles aparecerem. Apesar de saber que ter tomado anticoncepcional tanto tempo não atrapalharia minha gravidez, estava cheia de dúvidas e incertezas. Senti medo de engravidar logo e não estar preparada e senti medo de não engravidar nunca. Que coisa mais neurótica!

Minha única certeza era de que ser ginecologista deixaria esse processo muito interessante. Eu colocaria em prática anos e anos de teorias acumuladas, páginas e páginas de livros lidos, horas e horas de professores falando na minha cabeça. Testaria em mim todas as coisas que sempre fiz e falei no consultório.

Eu seria minha própria paciente e, certamente, descobriria na minha gravidez as mesmas coisas que tantas pacientes tentaram me explicar, com suas queixas e dúvidas, em nossas longas consultas de pré-natal.

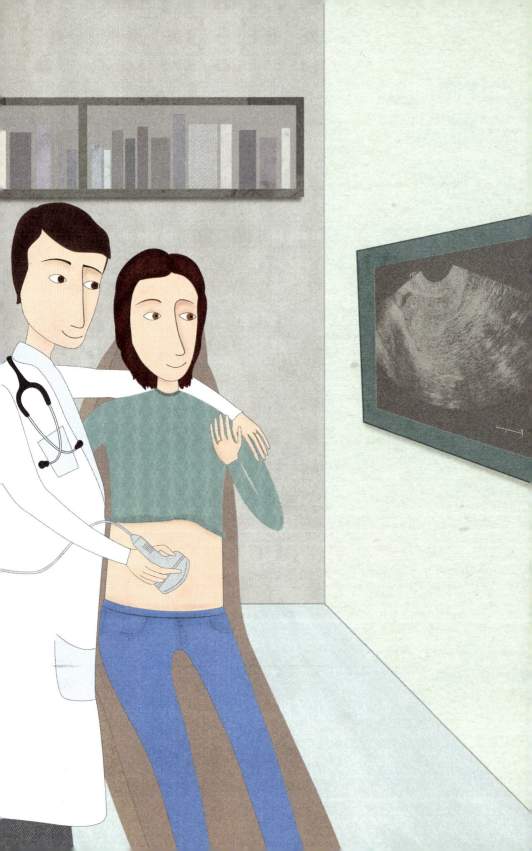

CAPÍTULO 2

# Segundo mês sem anticoncepcional

SER MÉDICA E ter marido médico ajuda muito nessa hora, principalmente porque uma ginecologista e um ultrassonografista têm muito em comum e, quando formam um casal, passam a ser totalmente cúmplices. Queríamos monitorar todas as mudanças no meu aparelho reprodutor e decidir a melhor hora de ter o nosso *baby*.

Para nós, tudo era mais fácil, todos os exames eram acessíveis e bastava eu sentir alguma coisa diferente para corrermos ao consultório verificar o que se passava. Fazer um ultrassom transvaginal com o marido é meio constrangedor, mas, realmente, muito prático.

Contamos o ciclo menstrual a partir do primeiro dia de sangramento da menstruação. Ou seja, primeiro dia da menstruação = primeiro dia do ciclo menstrual. A ultrassonografia para controle de ovulação é feita a partir do oitavo dia do ciclo menstrual (alguns preferem o sexto, outros, o décimo; não existe um consenso). São exames seriados, que monitoram o crescimento e o desenvolvimento dos folículos no ovário, até que um deles ovule. Esses exames também analisam o endométrio e outros parâmetros que sugerem se a ovulação está acontecendo. Normalmente, são realizados três exames durante o ciclo, com intervalo de 1 ou 2 dias entre eles.

Em ciclos ovulatórios espontâneos (sem indução da ovulação com medicação), vários folículos começam a se desenvolver, mas apenas um se destaca e cresce mais que os outros. Esse será o tão famoso "folículo dominante".

O folículo dominante libera hormônios que inibem o crescimento dos outros folículos e, sozinho, passa a ser o "dono do pedaço". No 14º dia do ciclo, ele é ovulado e consagrado o melhor folículo daquele mês e, se encontrar um espermatozoide pelo caminho, eles provavelmente farão um bebezinho (todos esses detalhes sobre folículos, óvulos, hormônios e fertilização serão explicados nos próximos capítulos).

Não é comum ocorrer a ovulação de mais de um óvulo por mês e, quando isso acontece, são gerados os gêmeos.

Estávamos fazendo tudo conforme mandam as condutas médicas, queríamos saber o que acontecia comigo em cada fase do ciclo. Ficamos obcecados por folículos, endométrio, ovulação...

A primeira ultrassonografia do mês foi feita no décimo dia do ciclo e, novamente, meus folículos não me decepcionaram: apareceram dois, um em cada ovário, dois folículos lindos (a gente acaba achando tudo lindo: os folículos, o endométrio... Imagina quando o bebezinho chegasse)! Acompanhamos tudo de perto para ver qual dos dois seria o dominante, qual deles ovularia.

Três dias depois, senti uma dor discreta bem embaixo, no "pé da barriga". Na hora, percebi que tinha ovulado. Algumas mulheres sentem isso, que tem até nome: Mittelschmerz (significa "dor do meio", em alemão). Bom motivo para uma nova ultrassonografia.

A cada exame, ficávamos cheios de expectativas. Um ar de suspense preenchia o consultório toda vez que o aparelho começava a funcionar. Para nós, momentos como esse já faziam parte da nossa gravidez superplanejada.

Depois da tal dor, fizemos o segundo exame do mês, e, no ovário esquerdo, o folículo tinha sinais sugestivos de ovulação, enquanto o folículo do ovário direito crescera e se tornara um cisto de 4 cm de diâmetro.

Cistos são muito comuns nos ovários. Dependendo da época do ciclo, podem aparecer imagens de pequenos cistos, que são os folículos em desenvolvimento. Isso não significa ovários policísticos ou outra doença. Por isso, seja cautelosa e escolha um bom ginecologista para acompanhá-la e tirar suas dúvidas. No meu caso, porém, parecia um cisto disfuncional.

Esses cistos, chamados disfuncionais, formam-se quando um folículo maduro não consegue ovular. Sem a ovulação, ele continua crescendo e se transforma em um cisto, mas não há nada de grave nisso. Eles têm, em média, 3 a 8 cm de diâmetro – dentro desses parâmetros, não são preocupantes. O mais importante é o acompanhamento médico.

Normalmente, esses cistos regridem até a ovulação seguinte e apenas se ficarem maiores que 8 cm, ou se algum outro problema acontecer, o médico indica cirurgia ou medicação.

Estava tranquila com meu cisto, tinha certeza de que ele não seria problema e, além disso, parecia que eu tinha ovulado no ovário esquerdo. Eu estava muito feliz com isso, só faltava ter coragem de parar de usar a camisinha.

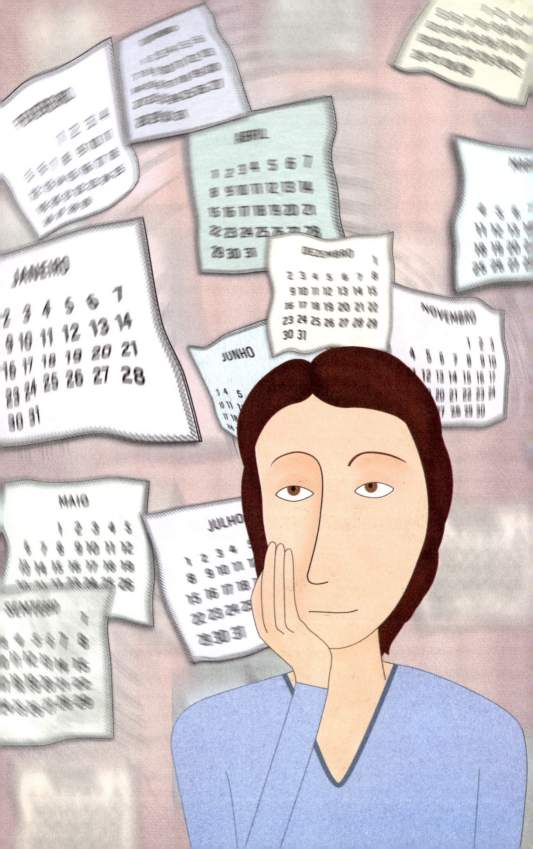

CAPÍTULO 3

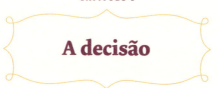

# A decisão

DECIDIMOS. TÍNHAMOS DE decidir. Depois de toda a teoria, precisávamos ter coragem e realmente colocar tudo em prática. Monitoramos a ovulação, as vacinas estavam em dia, os exames estavam normais. Não tínhamos mais desculpas. Paramos de usar a camisinha e começamos as tentativas reais.

Como expliquei, muitas coisas têm de dar certo e funcionar direito para que se possa engravidar. São incontáveis as etapas a serem cumpridas para que a gravidez ocorra. A chance de um casal gerar um bebezinho é de aproximadamente 25 a 30% por ciclo menstrual (variando de acordo com a idade da mulher); por isso, eu esperava engravidar depois de, no máximo, cinco ciclos menstruais – ou seja, nos cinco meses seguintes a partir do fim do uso do preservativo – para estar dentro das estatísticas.

Parar de usar a camisinha é mais difícil que parar de tomar o anticoncepcional. Com o uso do preservativo, a gestação parecia uma coisa distante, ainda daria para mudar de ideia. Ao parar a camisinha, a impressão é de que não havia mais volta.

Frases que algumas mães costumam dizer não me saíam da cabeça:

## "SUA VIDA NUNCA MAIS SERÁ COMO ANTES"
*Eu adoro minha vida! Não quero que ela mude!*

## "VOCÊ NUNCA MAIS DORMIRÁ TRANQUILA"
*Eu adoro dormir!*

## "VIAJAR COM FILHOS PEQUENOS... ISSO É PRATICAMENTE IMPOSSÍVEL"
*Impossível? Eu amo viajar! Vou precisar esperar eles terem qual idade para viajar de novo?*

Será que minha vida mudaria tanto? Existiria um tipo de "amostra grátis" de filho, alguma coisa como naqueles filmes em que as pessoas vivem uma cena e depois percebem que estavam apenas sonhando? Talvez assim minha ansiedade diminuísse.

Sei que, ao dizer essas coisas, dou a impressão de não ter muita vocação para ser mãe, mas isso é um prejulgamento equivocado. Queria muito ser mãe e passar por todas essas experiências, só não queria que fosse traumático. Sempre fui racional, por isso tinha de pensar em tudo o que aconteceria daquele momento em diante. Preciso sempre ter a sensação de controlar as coisas para me sentir mais segura.

Muitas pessoas afirmam que as mulheres somente se sentem plenamente realizadas quando têm filhos, mas não acho que tenha de ser assim. Hoje, nós, mulheres, temos o direito de querer ou não filhos, de decidir a melhor hora, de questionar as mudanças em nossas vidas e em nossos corpos. Afinal, em pleno século XXI, as mulheres têm muitas opções na vida, exercem diversas profissões e precisam conciliar todas essas mudanças de comportamento com uma coisa que não mudará jamais: a responsabilidade de gerar um filho será sempre nossa.

Quando resolvi parar a pílula, decidi que perderia peso, teria uma vida mais saudável e cuidaria da minha pele, para só depois engravidar... Não deu nada certo! Não consegui cumprir nenhuma etapa da preparação. Continuei 5 kg acima do meu peso, só fazia exercício físico se o Rodrigo me arrastasse e minha pele continuou toda manchada. Mas a hora havia chegado e eu não queria mais adiar.

Depois dos 25 anos de idade, a mulher fica menos fértil; depois dos 30, as taxas de aborto aumentam; e depois dos 35, as coisas tendem a ficar mais complicadas na gestação (é lógico que, com os recursos que dispomos hoje, quase tudo pode ser resolvido sem grandes traumas). Eu não queria esperar mais, pretendia ter dois filhos e preferia não me expor a riscos desnecessários. Sortudos são os homens, que podem ter filhos com qualquer idade.

Mesmo estando tudo perfeito na minha vida, sentia falta de uma coisa que nunca tive: um filho. Como podia sentir essa falta? Como queria tanto uma coisa que mudaria completamente a vida que eu adorava, sem nem saber como seria essa coisa?

O instinto materno é assustador! Eu não sabia se estava pronta para enfrentar todas as mudanças que vinham pela frente, mas estava disposta a aprender com todas elas, para conciliar a vida profissional e as tarefas de mãe sem muitos traumas e com muita dedicação.

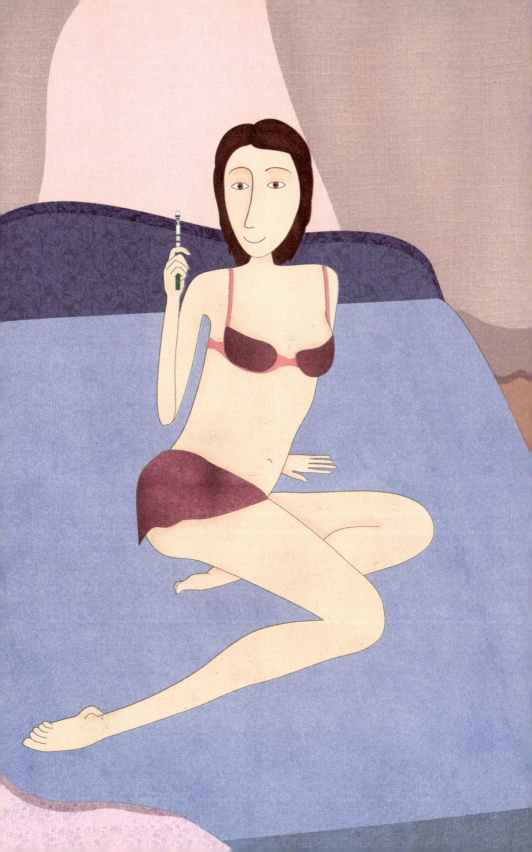

CAPÍTULO 4

# Ovulação e fertilização

NÃO PRETENDO ENSINAR medicina a ninguém com este livro, mas algumas coisas sobre ciclo menstrual, ovulação e formação do bebê são bem interessantes e todas as mulheres deveriam saber um pouco, para conhecer o próprio corpo e suas mudanças.

Na teoria, um dos eventos mais improváveis é a fecundação de um óvulo por um espermatozoide, mas, na prática, a cada dia, mais gestantes entram no consultório para começar o pré-natal. Todo mês, um único e solitário óvulo é liberado (lembra do folículo dominante?) e ele sobrevive 24 horas em média. Isso mesmo: 24 horas! Temos 24 horas, em um ciclo de 28 dias, para ficarmos grávidas – e há mulheres que engravidam na primeira transa! Engravidar é muita sorte (ou azar, para algumas).

Tantas coisas tinham de dar certo, tantos eventos paralelos tinham de estar sincronizados, que perdi muitas horas de sono me perguntando se cumpriria todas as etapas corretamente. Tinha medo de que algo desse errado.

Diferente dos homens, que continuamente produzem espermatozoides, as mulheres nascem com todos os óvulos que ovularão durante a vida. Não produzimos novos óvulos e, por isso, perdemos nossa capacidade reprodutiva quando entramos na menopausa (é o que eu sempre digo: mulheres têm prazo de validade).

As mulheres nascem com 400 mil folículos em seus ovários e, como em cada ciclo muitos deles são estimulados, mas apenas um ovula, vários se degeneram. Estima-se que apenas 400 folículos sejam selecionados e ovulados da primeira menstruação até a menopausa. A vida de folículo não é fácil, pois é mais difícil ser ovulado que passar em qualquer vestibular ou concurso. Somente os melhores conseguem. Denomina-se folículo dominante, que mede de 18 a 20 mm, o conjunto de células que envolve o óvulo (folículo secundário), que é uma única célula de 0,15 a 0,2 mm.

O óvulo é genioso, seletivo, sensível e único. Durante a primeira fase do ciclo menstrual (que são os primeiros 14 dias a partir do primeiro dia de sangramento), vários daqueles folículos existentes nos ovários desde que nascemos são estimulados pelo FSH, hormônio produzido na hipófise anterior (uma glândula localizada na base do crânio). Mais ou menos no sétimo dia do ciclo, o FSH começa a diminuir, e, de todos os folículos estimulados, apenas um continua crescendo: o dominante. Esse é o folículo mais resistente e mais capacitado daquele ciclo. Ele fica no ovário, crescendo e secretando estrogênio (um dos hormônios femininos produzidos nos ovários) até o 14º dia do ciclo. O folículo não pode "dar bobeira", não pode secretar mais nem menos, não pode sair antes nem depois.

O estrogênio secretado pelo folículo estimula o endométrio (camada interna do útero) e este, por sua vez, fica bem fofinho e cheio de nutrientes para receber o embrião, fruto da fecundação, se tudo sair como previsto.

Por volta do 12º dia do ciclo, quando o folículo mede 17 a 19 mm, o pico de estrogênio estimula a secreção de LH (outro hormônio da hipófise anterior) e, no 14º dia, quando o folículo tem 21 a 23 mm, 12 horas após o pico de LH, ocorre a tão esperada ovulação.

Alguns testes de farmácia que detectam a ovulação dosam exatamente esse hormônio chamado LH. A mulher faz o teste na urina (como um teste de gravidez) e, se o resultado for positivo (se o LH estiver aumentado), a ovulação deverá ocorrer nas 12 horas seguintes. Quando o teste der positivo, acorde seu parceiro e mãos à obra!

Na ovulação, o folículo dominante se rompe por causa do aumento da pressão em seu interior (acumulando cada vez mais líquido, ficando cada vez mais tenso) e da contração de uma camada fina de músculo que o circunda, chamada teca-luteínica. Esse processo depende de algumas substâncias chamadas prostaglandinas. Alguns remédios comuns que usamos no dia a dia, como os anti-inflamatórios, podem atrapalhar a ovulação, porque diminuem a produção dessas prostaglandinas.

Depois do rompimento do folículo dominante, há a liberação do folículo secundário (que chamaremos de óvulo, para simplificar), revestido pela zona pelúcida e pela corona radiata (sei que tudo é muito complexo, mas dê uma olhada no desenho da página seguinte para entender melhor).

Esse processo de ovulação causa dor em 20% das mulheres porque um pouco de líquido e de sangue é liberado dentro da barriga, mas nada grave, é a ovulação acontecendo. Trata-se de uma dor leve, que melhora em algumas horas ou poucos dias (lembra-se daquela "dor do meio" do ciclo que expliquei antes?). O que resta do folículo no ovário se transforma no corpo lúteo, que produz a progesterona, um hormônio muito importante para a gestação.

O óvulo tem de sair do ovário e ir para dentro da tuba para continuar percorrendo o seu caminho. Essa é uma das fases que eu menos consigo entender: como o óvulo vai certinho por esse caminho? Sei que ele é captado pelas fímbrias (finalzinho da tuba), mas, na minha cabeça, uma sementinha com menos de 0,2 mm (cinco vezes menor do que a cabeça de um alfinete) pode se perder em qualquer lugar. A coisa mais difícil de acontecer é ela conseguir chegar ao lugar combinado. Esse é o chamado "milagre da vida"!

O óvulo vai sendo "empurrado" através da tuba em direção ao útero pelos cílios (pelos muito pequenos e finos que a revestem) e por leves contrações dos músculos que formam a parede dessas tubas.

Quando tomamos anticoncepcional, todas essas etapas da ovulação são alteradas. Os folículos não se desenvolvem e, por isso, não conseguem ovular; os cílios e os movimentos das tubas di-

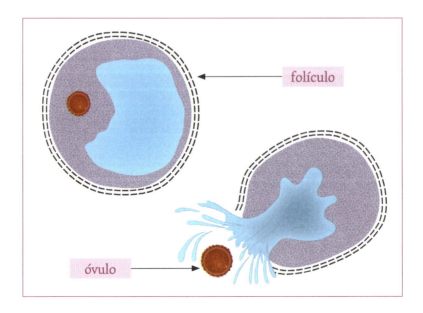

minuem; o endométrio também não se desenvolve; e o muco, que facilita a entrada dos espermatozoides no útero, fica mais grosso. Após a parada do anticoncepcional, tudo deve voltar ao normal, mas, na maioria das vezes, o organismo precisa de alguns meses para se recompor.

Sei que, para quem deseja muito uma gravidez, não adianta explicar, mas ficar estressada só dificulta as coisas. O estresse libera outro hormônio, chamado cortisol, que atrapalha – e muito – todas as etapas de uma fertilização bem-sucedida. Quanto mais ansiosa e nervosa, mais cortisol é liberado e menor é a chance de engravidar. Por isso há tantas mulheres que engravidam sem querer e tantos relatos de casais que passam anos tentando e, assim que adotam uma criança, engravidam sem qualquer tratamento.

Quando o óvulo chega às tubas, é a hora de o homem entrar em ação. É exatamente nesse momento que os espermatozoides invadem a história.

O espermatozoide, que mede 0,06 mm (1/3 do óvulo), vive de 48 a 72 horas e, o óvulo, apenas 24. Portanto, para engravidar, é preciso ter relações sexuais mais ou menos 3 dias antes e no dia da ovulação. Antes ou depois disso, sexo é somente para diversão.

Cerca de 300 milhões de espermatozoides são depositados na vagina durante o ato sexual, todos com um único objetivo: encontrar o óvulo e fecundá-lo. Apenas 1% deles consegue chegar às tubas e estes poucos precisam de sorte para escolher o caminho que os levará ao óvulo. Para chegar às tubas, eles têm de passar pelo muco cervical, que deve estar no ponto ideal para recebê-los. O muco é aquele corrimento transparente e pegajoso que fica na calcinha, mais ou menos no meio do ciclo menstrual.

Uns 4 dias antes da ovulação, o muco passa a ser bem gosmento, "liguento", parecido com catarro ou com clara de ovo. Para indicar ovulação, ele deve esticar formando um fiozinho de pelo menos 8 cm, sem se romper. Tudo isso acontece pela ação do estrogênio secretado enquanto os folículos crescem.

Se o muco estiver muito espesso ou tiver algum problema, os espermatozoides não conseguem ultrapassá-lo.

Os espermatozoides que conseguem passar pelo muco cervical levam até 10 horas para chegar às tubas e encontrar o disputadíssimo óvulo. Eles percorrem um caminho longo. É como se uma pessoa atravessasse cem vezes, a nado, uma piscina olímpica. Deve ser o dia mais cansativo da vida deles.

No caminho, esses espermatozoides passam por várias mudanças, um processo chamado capacitação, para poder completar sua incumbência. Já reparou que o esperma é inicialmente líquido (logo que é ejaculado) e, depois, fica mais grosso, como uma geleia? Sabe por que é assim? Ele fica grosso para formar um tampão e vedar a entrada do útero, para que os espermatozoides ejaculados não caiam de volta na vagina. Acho isso fantástico! Como tudo pôde ter sido tão incrivelmente pensado?

A fecundação propriamente dita é outro processo muito complicado. Tentarei explicar alguns pontos importantes. Não se desespere se tudo parecer confuso, o importante é que, no final, um bebezinho estará formado. O que acontece entre o momento em que você ovula e o dia em que o bebê nasce, quem deve saber direito é o médico. Para a mulher, é apenas uma curiosidade.

Os espermatozoides que encontram o alvo precisam passar pela membrana resistente que protege o óvulo. Essa membrana elimina milhões e permite apenas a passagem de um espermatozoide. O melhor de todos é o que consegue penetrar na zona pelúcida e fundir seu citoplasma ao citoplasma do óvulo. Esse processo leva quase 11 horas. Uma maratona!

O óvulo se faz de difícil e cobiçado, mas, no final, não é nada sem o espermatozoide! Somente depois que o espermatozoide consegue fecundá-lo, ele é capaz de sofrer as modificações necessárias para sua maturação completa. O óvulo é genioso, seletivo, sensível e único, como eu disse, mas se torna maduro somente com a presença do espermatozoide. Não é incrível essa interação?

Se você acha que a maratona se encerra por aí, está enganada. Muita coisa ainda precisa acontecer para esse zigoto (espermatozoide + óvulo) se transformar em embrião, depois em feto e, então, no esperado bebezinho.

Com todas essas informações, eu fiquei quase louca. Fazia meu controle de ovulação, monitorava em qual fase desse processo eu me encontrava, realizava a dosagem dos hormônios que sobem e dos hormônios que descem, fazia ultrassonografia para ver o tamanho do folículo e a espessura do endométrio, observava a textura do muco cervical e percebia o aumento do meu apetite sexual quando estava ovulando (essa parte é uma das melhores)... Queria ver toda a teoria dos livros se materializando e se tornando real no meu próprio corpo. Eu me tornaria um laboratório ambulante nos meses seguintes.

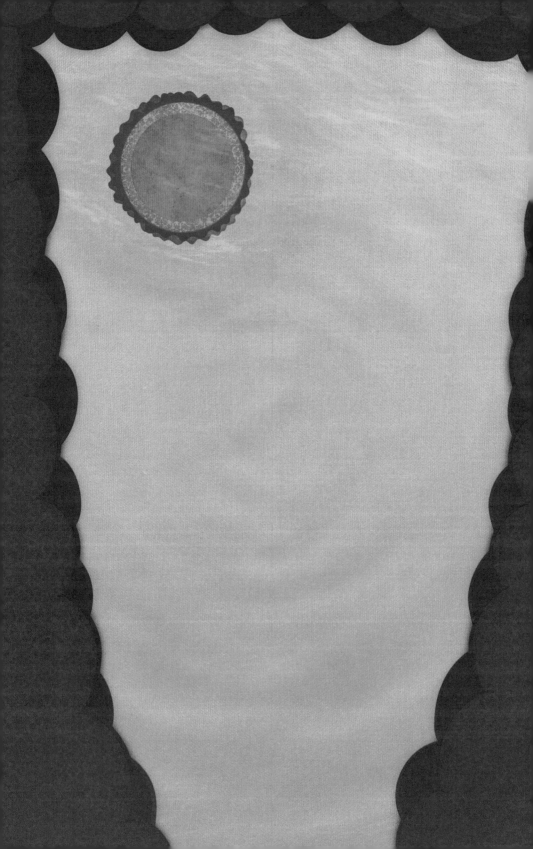

CAPÍTULO 5

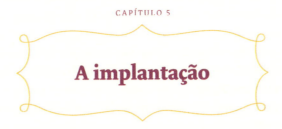

# A implantação

Depois de formado, o zigoto começa a sofrer divisões nos primeiros minutos de vida enquanto ainda está percorrendo a tuba, seguindo seu caminho rumo ao útero, onde ficará por 9 meses.

De uma célula inicial, formam-se duas, depois quatro, oito, dezesseis, e assim por diante. Todas essas divisões e fases têm nomes, porque médicos adoram colocar nomes em tudo, mas seria necessário outro livro para explicar isso.

Quando o zigoto tem mais ou menos 12 células, passa a se chamar mórula, uma massa compacta ainda circundada pela zona pelúcida. A mórula, então, começa a acumular líquido em seu interior e se transforma em blastocisto.

O blastocisto entra no útero 5 a 6 dias pós-fertilização e fica "boiando" lá dentro por dois dias, até que a zona pelúcida se decompõe e o deixa livre para a implantação. É incrível! A zona pelúcida fica esse tempo todo circundando o zigoto para impedir que ele se implante no local ou na hora errada. Quem pensou em tudo isso não deixou uma falha sequer.

A implantação propriamente dita se dá mais ou menos no sétimo dia pós-fertilização. Se o zigoto chegar ao útero antes ou depois disso, as chances de gravidez diminuem muito, porque o endométrio tem de estar no ponto ideal para recebê-lo, o que acontece entre o 20º e o 24º dia do ciclo menstrual (6 a 10 dias pós-ovulação).

Se as divisões não acontecerem direitinho, podem ocorrer gestação gemelar ou anormalidades cromossômicas. Tudo deve sair sistematicamente como o previsto; caso contrário, não haverá gestação.

O embrião demora até 13 dias para se implantar totalmente e, durante esse tempo, existe uma grande chance de aborto. Muitas mulheres são fertilizadas; porém, o embriãozinho nem consegue se implantar. A mulher aborta mesmo sem saber que estava grávida, ou melhor, que houve fertilização.

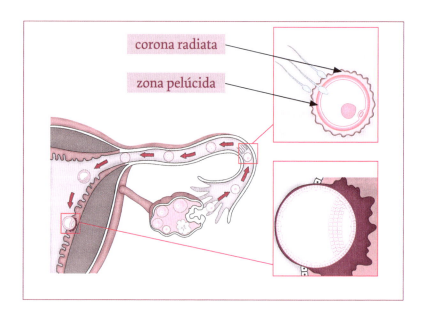

Enquanto o blastocisto está se implantando no endométrio, passa por várias modificações até se transformar no embrião que, nessa fase, é um disco bilaminar. É nessa hora que a menstruação atrasa, mas ainda não há qualquer mudança em nosso corpo. A maioria das mulheres nem sonha que está grávida enquanto tudo isso acontece. Nem na ultrassonografia dá para ver o "bebezinho". O único exame que comprova a gestação é o beta-hCG, porque esse hormônio começa a ser produzido quando se inicia a implantação.

Os testes de gravidez diferem entre si pela sensibilidade em detectar o beta-hCG no sangue ou na urina materna. Isso depende do teste que você fizer ou do laboratório em que foi processado o exame. Quanto mais sensível for o teste, mais cedo você saberá se tudo deu certo. Alguns testes podem dar positivo 10 dias depois da ovulação, logo no início da implantação, mesmo antes do atraso menstrual. Mas não se preocupe se o seu der negativo nessa época, é só aguardar mais uns dias que o exame será positivo se você realmente estiver grávida.

Algumas mulheres percebem um sangramento durante a implantação, chamado "sangramento da implantação" – 20 a 30% das gestantes apresentam esse sinal. Ele ocorre no final do processo de implantação, quando o embrião está totalmente coberto pelo endométrio. Muitas mulheres o confundem com a menstruação, pois esse sangramento acontece um pouco antes do dia em que se espera o sangramento regular.

O "sangramento da implantação" é menos intenso que uma menstruação: é mais claro, meio cor-de-rosa ou tipo "borra de café". Normalmente, não é acompanhado de cólicas e dura de 1 a 2 dias. Não é motivo de preocupação nem trará qualquer problema para a gestação que se inicia.

Quando percebemos a falta da menstruação, a gravidez já está a todo vapor e o embrião já sofreu muitas mudanças. Nosso "bebezinho" passa por coisas incríveis antes mesmo de sabermos que ele está dentro de nós (ficar "boiando" dentro do útero sem saber se vai conseguir "grudar" deve ser super estressante!).

Nas primeiras semanas, a gravidez é muito sensível a qualquer alteração, por isso, os abortos são frequentes. Depois da oitava semana, os riscos de aborto diminuem (é quando preferimos iniciar os exames pré-natais) e, com 12 semanas, podemos ficar mais tranquilas, porque menos de 20% das mulheres sofrem aborto nessa fase.

Após implantado, o embrião se desenvolve em uma velocidade impressionante! Os sintomas da gravidez começam a aparecer e, então, é só curtir a gestação.

Eu ficava imaginando como passaria por tudo isso e como me comportaria quando uma pessoazinha estivesse crescendo dentro de mim. Na prática, pelo menos essa parte deveria ser mais simples!

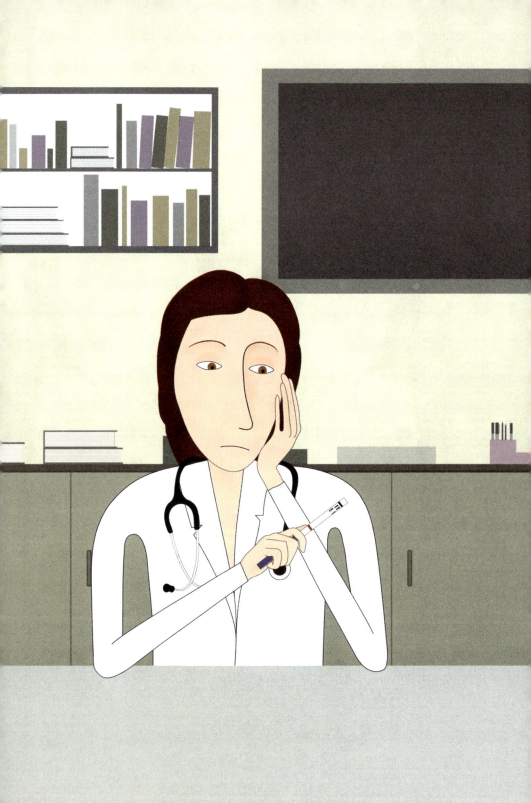

CAPÍTULO 6

# Primeira tentativa, primeiro fracasso

Depois de parar de usar a camisinha, colocamos em prática todo o nosso conhecimento teórico sobre como conceber um filho. Não deu nada certo. Foi um fracasso para mim. No fundo, achei que, se soubesse exatamente o que estava fazendo, nada poderia dar errado.

Fiz os exames que precisava para saber que estava tudo certo, ovulei direitinho desde o primeiro mês que parei com o anticoncepcional, meu endométrio estava com a espessura certa e meus folículos estavam ótimos. Fizemos uma ultrassonografia no oitavo dia do ciclo para ver quantos folículos estavam se desenvolvendo e repetíamos o exame a cada 2 dias até que o folículo dominante estivesse no tamanho certo, exatamente como é feito em qualquer investigação de fertilidade. Fiquei atenta às modificações do meu muco cervical e, depois de tudo pronto, começamos a ter relações sexuais todos os dias, até eu sentir que estava ovulando. Nossas relações também foram, de certa forma, programadas, mas de maneira alguma isso foi ruim; muito pelo contrário, eu tinha de estar o mais relaxada e excitada possível, tudo tinha de ser do meu jeito e eu sempre tinha de chegar ao orgasmo pelo menos duas vezes, uma antes e outra depois dele, para que as contrações involuntárias do útero ajudassem os espermatozoides a subir com mais facilidade. Essa parte foi muito interessante e vamos gostar de repeti-la outras vezes.

Foram alguns dias nessa rotina nada cansativa, muito menos sacrificante. Então, senti aquela dorzinha da ovulação e, depois de mais uma ou duas relações sexuais, fizemos uma ultrassonografia para ver o que tinha acontecido. Claro que sabíamos que após cinco dias de fertilização (achávamos que tinha ocorrido a fertilização) não daria para ver qualquer alteração, mas pelo menos pudemos confirmar que eu havia ovulado. Fizemos, pela primeira vez, a ultrassonografia por cima, na barriga, para não atrapalhar a possível gravidez. Pensamos em tudo, parecia perfeito!

Comecei a sentir umas dores diferentes das que sentia nos meses anteriores e minha cabeça começou a se encher de interrogações. Não sabia se tinha alguma coisa errada ou se eram os primeiros indícios da gestação. Para o Rodrigo, era certo: eu estava grávida!

Como tenho a língua solta, contei para todo mundo que naquele mês seria a primeira tentativa. Avisei todas as minhas amigas e praticamente todas acharam uma grande asneira aquele negócio de monitorar tudo, escrever tudo. A maioria nem me deu atenção, o que me deixou muito triste, porque isso já era o começo da minha gestação e, apesar de não significar nada para ninguém, foi uma das decisões mais importantes e difíceis da minha vida.

Foram 12 dias e meio de expectativas. Eu pensava nisso quase o tempo todo, imaginava e tentava identificar cada coisa que supostamente estaria acontecendo. No sexto dia pós-ovulação, Rodrigo e eu comemoramos nossa "mórula" e, no oitavo dia, senti umas cólicas, que fantasiamos serem da mórula caindo no útero. Depois, usei ainda mais minha imaginação e teorizei sobre a mórula se transformando em blastocisto, para então romper a zona pelúcida e grudar no meu endométrio (pura maluquice, eu sei. Nenhuma pessoa normal é tão teórica assim).

O único problema foi que, no meio de tudo isso, comecei a ter mil coisas. Tive um corrimento vaginal com coceira (candidíase clássica), uma lesão de herpes na boca, uma infecção urinária e a bursite do meu ombro direito voltou a doer. Se uma paciente me contasse isso, diria que estava estressada e, por isso, sua imunidade havia diminuído, mas não aceitei esse diagnóstico. Eu não me sentia estressada. Mesmo com toda a ansiedade, estava ótima, não sentia qualquer cobrança ou coisa parecida.

Estressada, eu não estava; ansiosa, um pouco; pressionada, talvez, por um ou dois momentos. Não acho que isso justifique o fracasso da primeira tentativa. Eu estava controlando bem meus sentimentos, estava comandando tudo da melhor forma possível (pelo menos achava isso).

Entre o oitavo e o décimo dia pós-ovulação, o zigoto já deveria estar implantado no endométrio e o beta-hCG já deveria ser positivo, se fosse usado um método bem sensível, mas fiquei com medo de fazer o teste. Na verdade, fiquei com medo de dar positivo e depois menstruar, pois sei muito bem que as taxas de abortos em gestações ainda não clinicamente aparentes são enormes; alguns trabalhos apontam até 40%. Muitas mulheres abortam sem saber que estavam grávidas. Elas têm um atraso menstrual de 2 ou 3 dias e, em seguida, a menstruação vem mais forte, com mais coágulos e cólicas. Se elas tivessem feito um teste de gravidez, saberiam que estavam grávidas, mas logo abortariam sem poder fazer nada. Por isso, não tive coragem de fazer o teste.

Como havia controlado tudo até então, não deixaria a dúvida me enlouquecer, precisava saber se estava grávida ou não. Fui ficando cada vez mais ansiosa e me sentia na obrigação de estar grávida (eu disse que estava um pouco ansiosa e que em alguns momentos me senti pressionada... Tudo bem, talvez, eu estivesse um pouco estressada e isso tenha atrapalhado).

No décimo dia pós-ovulação, não aguentei e, apesar de contrariado, o Rodrigo fez uma ultrassonografia. Ele disse que não daria para ver nada com tão pouco tempo de gravidez, mas eu sabia que, se tivesse ocorrido implantação, pelo menos alguma coisinha veríamos.

Nada apareceu. Por mais que ele procurasse, não encontrou qualquer sinal de gestação. Para mim, era certo que havíamos fracassado nessa primeira tentativa, mas ele achou um exagero o meu pessimismo e quis que esperássemos mais alguns dias para repetir o exame.

Naquela hora, percebi que não estava grávida, que não adiantaria esperar, pois os enjoos não apareceriam (dá para acreditar que eu queria sentir enjoos?). Aí, de repente, no meio de um plantão, minha menstruação apareceu. Não me surpreendi, mas custei a acreditar que eu realmente não estava grávida. A tristeza apareceu, mas confesso que não foi tão ruim como eu imaginava. Achei que surtaria, avisei o Rodrigo para não se assustar, porque eu passaria alguns dias chorando pelos cantos, achando que nada mais na minha vida daria certo. Apesar de tudo isso, fiquei bem!

No dia em que minha menstruação "desceu", resolvi, por via das dúvidas, fazer um teste de gravidez. Eu precisava cuidar da minha infecção urinária, do meu corrimento, do meu herpes. Até então, não havia feito nada para evitar qualquer problema e, mesmo menstruada, não tive coragem de tomar qualquer medicação enquanto não vi o resultado do exame: negativo.

Nesse mesmo e fatídico dia em que menstruei, entrou em meu consultório uma paciente referindo enjoos, mal-estar geral e indisposição. No mesmo instante, perguntei a respeito da sua menstruação e ela respondeu que estava um pouco atrasada, mas que o problema não era esse. Achava que tinha comido alguma coisa estragada em uma viagem que havia feito recentemente. Como estou cansada de escutar essas histórias, pedi logo um teste de gravidez e, uma hora depois, ela voltou com o teste positivo.

O duro não foi ver o resultado positivo que tanto sonhei, o pior foi consolar a paciente que chorava sem parar porque não queria o filho. Foi complicado escutá-la e não julgar quando me pediu opiniões e orientações sobre aborto. Escutei calada enquanto ela dizia como aquele filho acabaria com todos os seus planos, como aquilo seria uma desgraça para toda sua família.

Olhei para aquela paciente e desejei muito que aquele teste tivesse sido o meu e, por alguns minutos, fiquei pensando em como, às vezes, a vida pode ser injusta. Não gosto de fazer tempestade em copo d'água e não posso me envolver tanto com as coisas que se passam no meu consultório. Preciso deixar a emoção de lado e usar a razão.

Tudo saiu como o esperado e, mais uma vez, a teoria estava certa: engravidar não é nada fácil. A cada ciclo menstrual, as chances de uma gravidez são de, mais ou menos, 25 a 30%. A minha não seria diferente!

A paciente deveria estar menos estressada do que eu e isso com certeza ajudou na gravidez dela (não sei se "ajudar" é a palavra certa nesse caso...).

Apesar de tudo, eu estava pronta para novas tentativas, não podia me abalar.

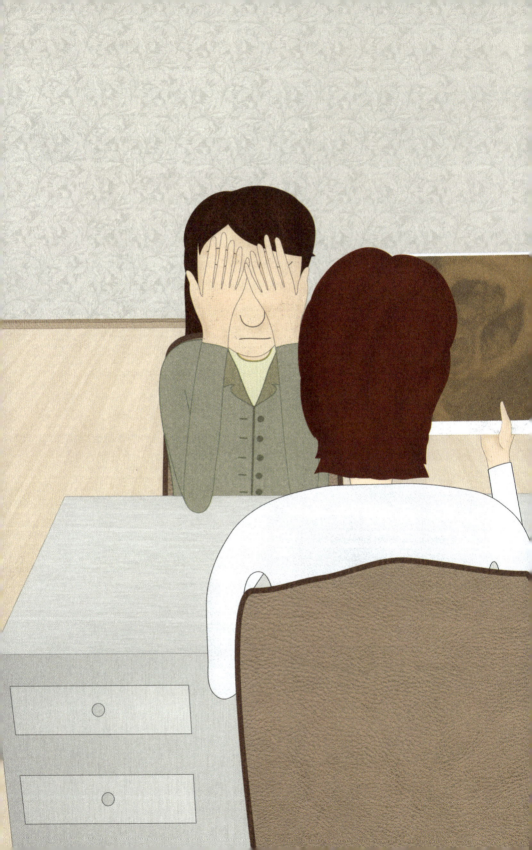

CAPÍTULO 7

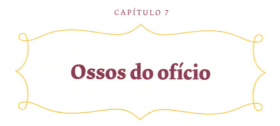

# Ossos do ofício

APESAR DE NÃO ter engravidado na primeira tentativa, eu não tinha motivos para desanimar e precisava tocar minha vida como se nada tivesse acontecido. Infelizmente, as tentativas só podem ser realizadas uma vez por mês. É preciso esperar mais um ciclo para uma nova chance.

Meu trabalho não parou e nada mudou porque estava tentando engravidar. Apenas fiquei mais sensível e mais comovida com as histórias das minhas pacientes, mas continuei a médica "durona" de sempre. Muitas coisas acontecem sem que possamos controlá-las e, na medicina, isso pode ser frustrante. Apesar do nosso conhecimento e dedicação, algumas coisas não dependem apenas do médico e nem sempre o final é feliz.

Sei que já deveria ter me acostumado com isso. Não podia me deixar envolver; contudo, não é sempre que consigo seguir esse princípio da profissão. Enquanto tentava engravidar, ficava cada vez mais sensibilizada com as histórias do consultório e, muitas vezes, sentia como se fossem comigo. Uma paciente em particular me comoveu naquele período e não posso deixar de contar um pouco de sua história.

Ela chegou ao meu consultório, aos 41 anos de idade, pensando estar entrando na menopausa. Sua menstruação estava atrasada. Tinha um filho de 10 anos de idade e nunca mais havia conseguido engravidar, apesar de todas as tentativas. Tinha decidido: não queria mais ter filhos, não tinha mais pique para cuidar de criança. A possibilidade de estar grávida nem passou por sua cabeça.

Para sua surpresa, porém, o teste de gravidez foi positivo.

A coitada "entrou em parafuso". Estava com 41 anos, querendo tranquilidade, mais tempo para ela e, de repente, estava grávida. A vida nos prega peças (e, nesse caso, que peça!).

Depois da fecundação, enquanto o zigoto completava sua caminhada e suas divisões para chegar ao útero e se implantar, alguma coisa não saiu como o esperado e o improvável aconteceu: gestação gemelar. Isso mesmo, minha paciente estava grávida de gêmeos aos 41 anos.

A gestação gemelar pode acontecer de duas maneiras:
- Dizigótica (gêmeos diferentes): dois óvulos liberados no mesmo ciclo menstrual, fecundados por dois espermatozoides diferentes. São dois bebês separados, sendo gerados ao mesmo tempo. Esse tipo de gestação tem um caráter familiar e pode se repetir várias vezes em uma mesma família, principalmente se for a família da mãe. Também é muito comum quando são realizados tratamentos para engravidar. É a maioria absoluta dos gêmeos.
- Monozigótica (gêmeos idênticos): quando um óvulo é liberado e fecundado por um único espermatozoide (até aí, tudo normal). Entretanto, ele sofre divisões não esperadas no caminho e se transforma em dois. Era para ser apenas um, tem apenas uma carga genética, mas, por um grande acaso, vira dois. Ocorre 1 gestação monozigótica a cada 250 gravidezes. Não sabemos ao certo

por que isso acontece e, dependendo do momento em que essa divisão ocorre, alguns tipos diferentes de gêmeos idênticos podem se formar:

- Após 72 horas da fecundação, o óvulo pode se dividir e formar dois embriões, com duas placentas e duas bolsas separadas. Chamamos de gemelar **dicoriônica**, **diamniótica**. Cada embrião se desenvolve com seus próprios meios, sem dividir quase nada com o outro. Esse fato ocorre em 25% dos casos de gêmeos idênticos;
- Quando essa divisão "errada" se dá entre o quarto e o oitavo dia depois da fecundação, o embrião se divide em dois. Cada um tem sua bolsa, mas dividem a mesma placenta. Isso é problemático, porque uma placenta que sustentaria um feto terá de sustentar dois. Esses são os gêmeos **monocoriônicos**, **diamnióticos**, representando 74% dos casos de gêmeos idênticos;
- Se a divisão, porém, acontece depois do 8º dia, quando a placenta e a bolsa já estão formadas, apenas o embrião sofre essa divisão não esperada. Resultado: dois bebezinhos, uma placenta, uma bolsa. Eles dividem a placenta e a bolsa. O problema é que essas estruturas se formam para sustentar apenas um bebê. São os gêmeos idênticos **monocoriônicos**, **monoamnióticos**. Representam 1% dos idênticos, os mais raros e com maior risco de morte. É uma gestação para lá de arriscada, muito perigosa tanto para a mãe como para os bebês.

Adivinha qual foi o tipo de gestação dessa minha paciente? Gêmeos idênticos com uma placenta e uma bolsa para os dois. A gravidez de gêmeos mais rara e mais problemática.

Quando peguei o resultado da ultrassonografia, não sabia como demonstrar minha preocupação sem causar pânico à paciente. Uma gravidez de gêmeos sempre vem cercada de expectativas e sonhos em dobro, eu não queria quebrar a magia daquele momento, não queria preocupá-la antes da hora, mas, como médica, eu precisava explicar tudo e prepará-la para a realidade.

Não foi fácil. Expliquei todas as complicações e os problemas que poderíamos ter, todos os cuidados e riscos que ela e os bebês corriam. É difícil explicar para alguém complicações teóricas que, até o momento, "não existem". A tendência de todos é achar que aquilo nunca acontecerá realmente.

A segunda ultrassonografia confirmou os achados da primeira, e a terceira mostrou que as coisas seriam tão complicadas na prática quanto na teoria. Um dos bebês crescia mais que o outro, um recebia menos sangue que o outro. Isso é uma complicação esperada para o tipo de gestação com apenas uma placenta. A placenta que foi feita para sustentar um feto está sustentando dois e, na maioria das vezes, ela não consegue fazer uma distribuição igual da circulação. Um acaba recebendo mais que o outro. Com isso, um cresce e o outro continua pequenininho e pode até morrer. Não existe muita coisa a fazer. Na maioria das vezes, observamos a evolução dos bebês para ver o que acontecerá e somente tomamos alguma providência quando um deles começa a dar sinais de sofrimento.

Foi o que fizemos. Observamos o que acontecia com eles por meio de ultrassonografia. O pequeno estava com 50% do peso do grande, mas dava sinais de que estava bem, ganhava peso dia após dia, sempre no seu ritmo. Ele nunca parou de crescer e nós nunca paramos de torcer por ele. Muitas pessoas acompanhavam o caso e queriam notícias a cada exame.

Como o Rodrigo também era médico dessa paciente, tudo ficava mais fácil. Com 22 semanas, fizemos a ultrassonografia morfológica, que não constatou nenhuma má-formação (essa era mais uma das complicações que poderiam acontecer). Todos comemoraram. Os gêmeos estavam indo pelo caminho certo, o pequeno era guerreiro. Tínhamos chances!

Precisávamos chegar a pelo menos 28 a 30 semanas para que os bebês tivessem melhores condições. Eles seriam muito pequenos e prematuros, mas, em um grande centro com experiência em gestação de alto risco e prematuros extremos, eles ficariam bem. Antes de 28 semanas, o bebê é muito frágil e imaturo, mas os resultados dependem muito de cada criança e de cada serviço especializado.

Não tínhamos um grande centro de neonatologia à nossa disposição e isso piorava as coisas. Sinceramente, nunca imaginei que os fetos chegariam tão longe. Minhas expectativas não eram boas, então preferi transferi-los para uma cidade com melhores condições de recebê-los. Com o coração apertado, encaminhei minha paciente para outra cidade, em outro estado, quando completaram 28 semanas de gravidez.

Até então, eu tinha o controle quase semanal dos bebês. Somente pela ultrassonografia, tínhamos como saber como estava o fluxo de sangue de cada um. A situação era muito grave, a monitoração precisava ser incansável. Tínhamos de estar sempre atentos, porque, a qualquer sinal de sofrimento do pequenino, precisaríamos encerrar a gravidez e colocá-los em uma UTI neonatal para dar um melhor suporte aqui fora do que aquele que eles estavam recebendo lá dentro da barriga.

Foi aí que perdi o controle da situação. Sabia o que estava acontecendo apenas por telefone. Eu estava a mais de 2.000 km de distância, não podia mais dar palpite em nada. Eles não eram mais meus pacientes.

Fui acompanhando de longe e vendo-os fazerem 30, 31, 32, 33 e, enfim, 34 semanas. Uma das metas mais improváveis de se alcançar. Uma gestação monocoriônica, monoamniótica, com fetos discordantes (um dos bebês cresce mais do que o outro), dificilmente chega a 34 semanas.

Foi uma vitória e tanto, porque, nessa idade, os pulmões já estão formados e os riscos da prematuridade são muito pequenos, quase todos controlados pelas maravilhas da medicina moderna. Fiquei aliviada e muito feliz. Estava esperando apenas o telefonema avisando que tinham nascido e estavam bem.

Mas não foi isso que aconteceu. Realmente, não sei em qual ponto as coisas se perderam, mas recebi um telefonema avisando que tinham feito uma ultrassonografia e que o pequenininho havia morrido ainda dentro da barriga da mãe! Mal pude acreditar. Como assim? Depois de tudo, depois de passar por todas as complicações mais graves...

Não consegui chorar e não consegui me acalmar. Como aquilo foi acontecer? Por que eu não estava lá para ajudar? Fiz a maior confusão pelo telefone mesmo. Liguei para o médico responsável e falei um monte de besteira (a gente fala coisas que não deve quando está nervosa).

Poucas horas depois, deram-me a notícia de que a cesariana havia sido feita e que o outro bebê tinha nascido muito bem e não precisou nem ficar na UTI. Um alívio.

Fiquei arrasada! Ser gestante deve ser muito difícil. Não queria passar por nada disso, queria que tudo desse sempre certo. Não queria que acontecesse com os outros e não teria estrutura se acontecesse comigo.

É muito bom poder controlar algumas coisas, saber quais passos seguir, quantos folículos há em cada ciclo, quando estou ovulando, qual a espessura do meu endométrio... É muito bom poder planejar e teorizar a fecundação, a implantação, mas também é muito difícil saber tudo que pode dar errado, quanto sofrimento está por trás de cada complicação.

É difícil compartilhar todas essas histórias sem deixar que elas afetem a minha vida. Algumas pacientes ficarão para sempre na minha memória.

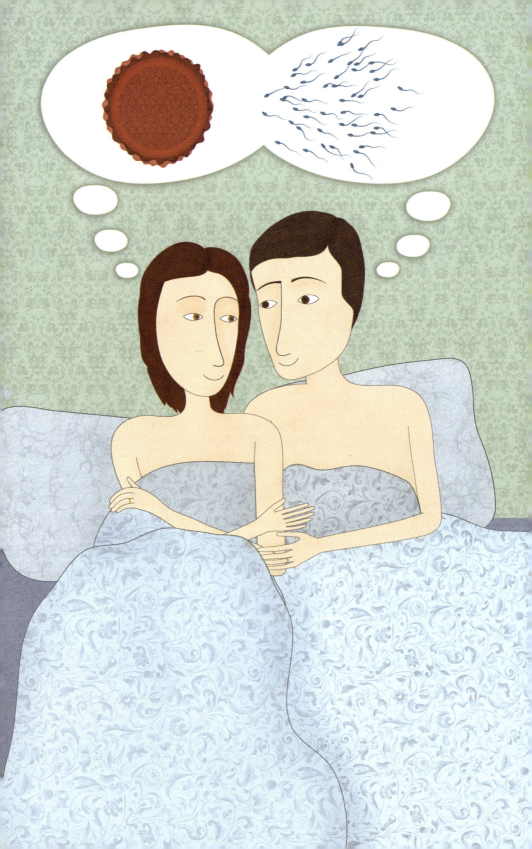

CAPÍTULO 8

# Segunda tentativa, segundo fracasso

APESAR DA PRIMEIRA frustração que sofremos, não poderíamos nos abater. Uma hora a gravidez aconteceria, não importando quantas tentativas fossem necessárias. Começamos tudo de novo.

Acho que uma das coisas que deixa a mulher mais ansiosa é que ovulamos apenas uma vez a cada mês. Se não engravidar, não adianta tentar de novo no outro dia. É preciso esperar mais um ciclo menstrual, uma nova ovulação, para uma nova tentativa. Isso é terrível, esses dias de espera não passam nunca.

Dessa segunda vez, parecia que tudo seria diferente. Preparamo-nos de novo, recuperamo-nos do baque da primeira frustração e começamos do zero. Mais uma vez, fracassamos...

Todos me diziam que era só não pensar, ficar tranquila e deixar a vida tomar o rumo certo. Mas como fazer isso? Como esquecer do que eu faço todos os dias? Como não pensar em gravidez? Como não ver todas as mulheres grávidas que entram no meu consultório? Como não reparar na felicidade delas quando seus bebezinhos nascem? Como esquecer que eu também queria fazer parte dessas histórias?

Nesse mês, não fizemos o controle de ovulação, não ficamos tão estressados e preocupados. Apenas calculamos mais ou menos o dia da ovulação e começamos a ter relações uma semana antes, nos dias esperados e alguns dias depois (uma maratona!).

Não posso mentir: fizemos, sim, duas ultrassonografias. Em uma delas, vimos um superfolículo de 27 mm, e, na outra, vimos que houvera ovulação. Pode parecer muita coisa fazer duas ultrassonografias em um único mês, mas, como havíamos feito uma a cada dois dias no mês anterior, dois não são nada.

Nada estava errado. Tratei a candidíase e a infecção urinária, não estávamos tão preocupados, tivemos mais relações que no mês anterior e eu, realmente, estava menos ansiosa.

Tudo ia muito bem, mas, 7 dias depois do dia esperado para a ovulação, tive um sangramento discreto. Na hora, fiquei arrasada, achei que havia menstruado e meu coração apertou. Para nossa surpresa, esse sangramento durou apenas umas 12 horas e me enchi de esperança. Deveria ser o sangramento da nidação, aquele que acontece quando o embrião gruda no endométrio.

Doce ilusão!

Contei para o Rodrigo e resolvemos fazer uma nova ultrassonografia para procurar sinais da nossa gestação. Afinal de contas, se eu tive o sangramento da implantação, era para haver alguma coisa, alguma pista do nosso bebê. Não conseguimos observar muita coisa, mas atribuímos isso à precipitação de examinar uma gestação tão inicial.

Estava tudo perfeito. Seria nosso presente de Natal. Era dia 25 de dezembro, estávamos de malas prontas para visitar a nossa família e todos participariam dos primeiros dias da tão programada gestação. Liguei para a minha mãe e para o meu pai, para o meu irmão e para a minha irmã, avisei a todos que estava aguardando o resultado do teste de gravidez. Passei a noite de plantão e, entre um parto e outro, imaginei como seria chegar à reunião de família, no final de ano, contando a novidade a todos.

O primeiro teste de gravidez deu negativo, mas não nos abalamos, pois, realmente, era muito cedo, poderia acontecer um resultado errado. No outro dia, resolvi fazer um novo exame, pois nosso voo estava marcado para o dia seguinte e eu precisava ter o resultado em mãos para fazer a felicidade da família.

Novamente, o resultado foi negativo, mas, mesmo assim, achei que era cedo demais, não havia nem um dia de atraso menstrual, pelo contrário, faltavam quatro dias para o dia esperado da menstruação. Os exames deveriam estar errados. Era só esperarmos mais uns dias para que o teste desse positivo.

Nesse dia, uma paciente me disse que fez o teste de gravidez três vezes e somente na quarta vez o resultado foi positivo. Era o que eu precisava ouvir para ficar ainda mais esperançosa.

Pegamos o avião às 4 horas da manhã do dia 28 de dezembro, felizes por estar dando tudo tão certo. Nossa família participaria de um dos momentos mais esperados das nossas vidas.

Não sei o que deu errado de novo. Estava há 4 meses sem tomar anticoncepcional. Era hora de engravidar.

Descemos no aeroporto de Cuiabá para uma conexão (estávamos indo de Porto Velho, nossa casa, para Florianópolis, onde seria a reunião de família) e, quando fui ao banheiro, percebi que estava sangrando de novo... Diferente da outra vez que achei ter sido a implantação, dessa vez era muito parecido com a menstruação. Muito parecido, não... Era a menstruação!

Saí do banheiro com aquela cara de tristeza e o Rodrigo logo percebeu: não tinha gravidez. Mais uma vez, aquele sentimento estranho de frustração e impotência tomou conta de nós dois.

Pelo menos, iríamos ver a família, e isso fez a diferença. Estar perto das pessoas que amamos é sempre maravilhoso e suportar qualquer tristeza ou frustração é mais fácil quando temos pessoas para compartilhar as angústias.

Foi estranho ter de explicar a todos o que deu errado de novo, mas ninguém estava me pressionando mais do que eu mesma. Todos estavam felizes por estarmos juntos, comemorando mais um *réveillon* em família.

O único comentário que não esquecerei foi o do meu pai: "Minha filha, se você ovulou e teve relações nesse dia, não era para ter engravidado?". Realmente, a teoria é bem diferente da prática.

Mais uma vez, constatei que é muito mais fácil ser médica do que paciente.

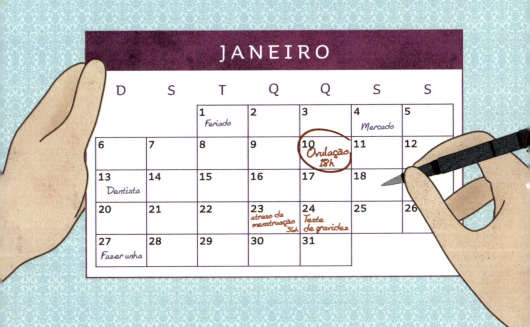

CAPÍTULO 9

# Terceira tentativa...
# Até que enfim!

Depois das festas de final de ano, até esqueci do quanto queria engravidar. Adoro minha família e a alegria de estarmos juntos ofuscou a tristeza de mais uma tentativa frustrada.

Voltamos para casa e recomeçamos tudo. Dessa vez, menos ansiosos, porque nada é melhor do que férias com a família para desestressar.

Minha ovulação aconteceu logo nas primeiras semanas do ano, período tumultuado para todo mundo: feriado que termina, ano que se inicia, trabalho recomeçando, a vida se renovando. Até esquecemos exames, ultrassonografias, fecundação, etc.

De repente, senti aquela dorzinha da ovulação, olhei no calendário e confirmei que o dia era aquele. Liguei para o Rodrigo, convocando-o para mais uma tentativa.

Foi engraçado. Antes de iniciarmos mais uma tentativa, ficamos na cama pensando na viagem que havíamos programado, para os meses seguintes. Pensamos nos prós e nos contras, fizemos os cálculos e percebemos que, se engravidássemos naquele momento, durante a viagem, eu passaria pela época de piores enjoos e mal-estares. Pensamos, pensamos e quase desistimos de tentar. Talvez fosse melhor esperar a viagem.

Como não estávamos muito esperançosos, em função das outras tentativas que não deram certo, deixamos rolar sem muita pretensão. O problema foi entrar no clima depois de tantas perguntas, dúvidas e questionamentos sobre nossa possível gravidez. Mas nos concentramos e aproveitamos mais uma de nossas tentativas. E não é que minha menstruação atrasou?

Pela primeira vez, minha menstruação estava atrasada. Ou, pelo menos, "quase" atrasada. Sei que não existe "quase" atrasada, deixe-me explicar melhor!

O ciclo menstrual pode sofrer oscilações normais. Nem sempre os ciclos têm exatamente 28 dias; 90% das mulheres têm ciclos de 24 a 35 dias e algumas podem ter ciclos de 21 dias (azaradas!).

Essas oscilações existem porque a primeira fase do ciclo menstrual, chamada proliferativa ou folicular, período no qual os folículos são estimulados e se desenvolvem, pode ser muito variável. Já a segunda fase do ciclo, chamada secretora ou lútea, normalmente é regular para todas as mulheres, durando de 12 a 14 dias. Após a ovulação, é formado o corpo lúteo, que produz progesterona (como já foi explicado) e dura de 12 a 14 dias se não houver gravidez, por isso essa fase é igual para todas as mulheres.

Nos meus últimos três ciclos, eu havia começado a menstruar 12 dias após a ovulação. Dessa vez, já haviam se passado 13 dias e meio e eu não tinha menstruado. Ou seja, estava atrasada em comparação aos ciclos anteriores, mas ainda dentro do prazo de duração da segunda fase. Por isso o "quase atrasada".

Para mim, era alguma coisa, pois isso não tinha acontecido nem uma vez durante as outras tentativas. Sempre fazia o beta-hCG antes de atrasar, com 10 dias pós-ovulação (teoricamente, se houvesse gestação, o exame teria de ser positivo, caso o teste fosse sensível).

Fiquei ansiosa a cada hora que passava. Todas as vezes que ia ao banheiro, fechava os olhos para não ver se estava sangrando. Prestava atenção em cada coisa que sentia e em cada coisa que fazia, para perceber algum sinal de que estava grávida.

Não sentia nada. Nada, nada, nada! Não tinha enjoo, nem tonturas, nem alteração do paladar, não sentia mais fome que o normal nem desejo de comer nada, meus seios não estavam doloridos... Não sentia nada!

É óbvio que 36 horas de atraso menstrual não significa gestação. Nesse período, não dá para perceber qualquer mudança no organismo, mas, mesmo assim, procurava coisa onde ainda não existia... Achei que eu estava ficando maluca!

Não fizemos nenhum exame, nenhuma ultrassonografia para espiar, deixamos as coisas mais naturais (se é que isso é possível!). Mas, após essas 36 horas de atraso, não aguentei a ansiedade e pedi para o maridão fazer uma ultrassonografia para me tranquilizar.

Não deu para ver nada, mas meu endométrio estava bem fofinho e o corpo lúteo bem vascularizado e funcionante. Isso me deixou confortada e esperançosa.

Ovulei dia 10 de janeiro de 2008, por volta das 18h30, no ovário esquerdo. Estava praticamente certa de que havia engravidado.

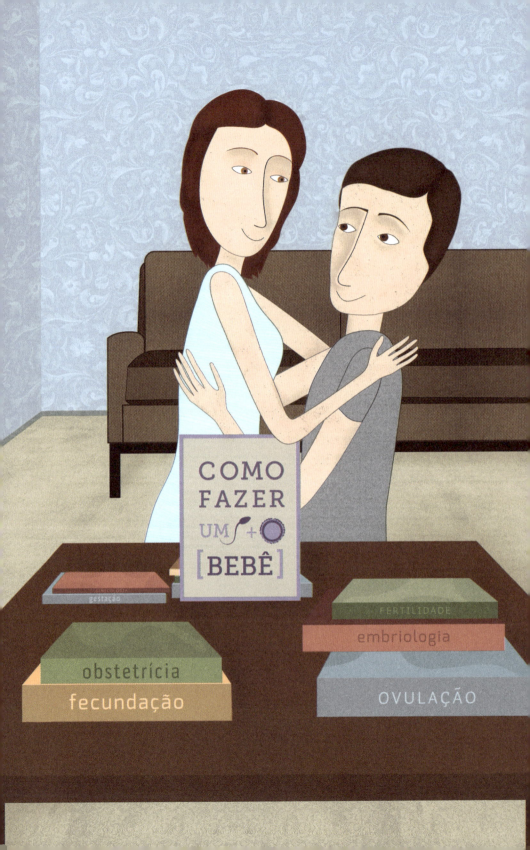

CAPÍTULO 10

# Estou grávida.
# Agora é para valer!

**Fizemos o teste:** positivo! Depois do resultado, ficou tudo branco na minha cabeça. Não consegui mais pensar nem sentir nada que eu pudesse reconhecer.

Rodrigo e eu buscamos juntos o exame. É claro que dividimos esse momento tão importante, afinal, era praticamente certo que o resultado seria positivo. Eu havia ovulado há 14 dias e minha menstruação estava há 2 dias atrasada: só poderia ser gravidez.

Como tinha o resultado positivo como certo, avisei meus pais e irmãos que faria o teste. Todos precisavam participar, mesmo estando cada um em um canto do país.

Fiz o teste pela manhã. O resultado sairia em uma hora, mas o laboratório atrasou e havia pacientes no consultório me aguardando. Tive de esperar o dia todo, atender todas as pacientes agendadas, para, enfim, pegar o tão esperado resultado.

Para cada grávida que entrou no meu consultório, eu disse que esperava o resultado do teste de gravidez e contei como estava ansiosa com toda aquela expectativa. Perguntei como elas tinham descoberto que estavam grávidas e investiguei sobre os sintomas das primeiras semanas de gestação. Não sei como elas me aguentaram, fui mais paciente do que médica durante esse dia.

No final da tarde, peguei o Rodrigo na clínica e lá fomos nós. Estava com o resultado na mão, mas sem coragem de abrir. Se fosse negativo, como eu explicaria para todos mais esse alarme falso? Por que eu me precipitei e contei para todo mundo sobre o teste? Não adiantava especular, era hora de abrir o exame e ver o resultado.

O Rodrigo se habilitou e abriu o envelope que mudaria toda a nossa vida: **POSITIVO!**

Impossível não ver o **"POSITIVO"** escrito em letras garrafais!

Abraçamo-nos e, com os olhos cheios de lágrimas, o Rodrigo disse: "É mais gostoso que passar no vestibular!".

No mesmo momento, ligamos para todos da nossa família. Cada um ligou do seu celular, para ser mais rápido, e, em meia hora, contamos para todas as pessoas mais próximas. Foi bom dividir aquela sensação com todos, foi bom saber que todos estavam felizes por nós.

Depois de avisarmos a todos os interessados e espalharmos a novidade, restamos apenas nós dois. Fiquei sem saber o que fazer! Sentia um misto de felicidade, medo, ansiedade, preocupação... Tantos sentimentos juntos que fiquei sem saber como agir.

Apesar de planejar e desejar tanto engravidar, estava em estado de choque. Parecia que não era comigo. Era como se, a qualquer momento, eu fosse acordar de um sonho.

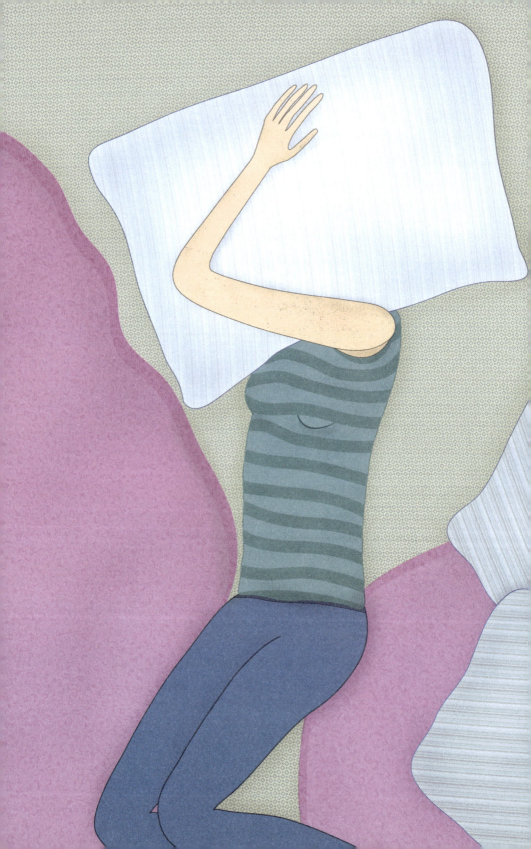

CAPÍTULO 11

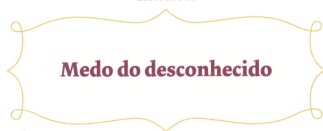

# Medo do desconhecido

POR MAIS QUE eu tenha imaginado e me preparado, a realidade nunca é como planejamos. Fiquei completamente perdida nessas primeiras semanas, passando por um turbilhão de sentimentos e emoções.

O medo foi o sentimento que mais mexeu comigo. Senti muito medo. Medo de ser mãe de alguém (nunca fui mãe de ninguém!), de ter escolhido a hora errada, de ter sido precipitada, de minha vida mudar demais. Medo do desconhecido.

Fiquei muito feliz, adaptando-me à ideia de gerar uma pessoazinha linda, mas não conseguia parar de sentir medo. Achei que estava até um pouco deprimida por causa dessa avalanche de sentimentos.

Não é fácil explicar, muito menos entender. Havia planejado e calculado tanto que me sentia culpada por não aproveitar tudo o que estava acontecendo. Culpada por não passar 100% do meu tempo feliz.

As pessoas normalmente sentem medo diante do desconhecido, faz parte do senso de autopreservação. Isso não é ruim, mas queria viver um sentimento mais romântico e bonito, sentir-me como em um conto de fadas, em que tudo é perfeito.

As outras coisas da minha vida não pararam porque eu estava grávida. Meus problemas no consultório, minhas pacientes graves, meu aluguel, meu pagamento atrasado, nada disso deixou de existir porque estava passando por um momento mágico da vida. Tudo continuava lá, não é como nas novelas, que as luzes mudam, a trilha sonora fica suave e os problemas aparecem apenas nos outros núcleos da trama. Tudo continua igual. As outras pessoas continuam levando suas vidas e o fato de eu estar grávida não mudou o meu dia a dia, apenas fiquei sensível a qualquer problema, chorava com facilidade e estava mais carente que o normal.

Tudo isso é completamente compreensível na teoria. Já expliquei para muitas pacientes que, nas primeiras semanas de gestação, os hormônios sofrem grandes mudanças, e, por isso, é normal ficar com os nervos à "flor da pele". Muitas mulheres se sentem deprimidas nessa época, mas isso não é nada preocupante. Não são mulheres "sem coração" porque não se sentem tão felizes. Esse momento delicado é apenas um entre muitos outros que uma mãe passa durante a gestação, mais uma adaptação das muitas que surgirão no decorrer dos 9 meses.

Achei que percorreria com mais tranquilidade essas alterações de humor. Pensei que o fato de saber que muitas mulheres passam por isso me confortaria, mas, quando chegou a minha vez, tudo foi diferente. As teorias não eram tão fáceis de entender como eram antes. Saber que é normal ficar assim não fez com que me sentisse melhor. A vida corrida e estressante que levo não me ajudou muito.

Deve ser interessante ser apenas "mãe", não ter outras preocupações, contas a pagar ou compromissos profissionais. Deve ser mágico dedicar-se exclusivamente ao bebezinho que está crescendo dentro de você e à família que está se formando, mas as coisas não são mais assim. A vida moderna modificou a sociedade e as feministas lutam até hoje pela igualdade entre os sexos. Temos de ser supergestantes!

Não podia enjoar muito para não atrapalhar meu trabalho; não podia sentir muito sono, porque precisava dar plantão; não podia ficar muito sensível, porque minhas pacientes não tinham nada a ver com meus problemas; não podia ter desejos fora de hora, porque não tinha tempo para realizá-los. Comecei a pensar que esse "negócio" de estar grávida era bem menos romântico e me daria muito mais trabalho do que imaginei!

1 mês = 4 semanas

DPP?

9 meses = 36 semanas

DUM?

36 conta das grávidas

NAEGELE?

40 conta dos médicos

PREVISÃO?

40 semanas = 10 meses

-3, +7?

280 duração média

CAPÍTULO 12

# Duração da gestação

NÓS, MÉDICOS, CONTAMOS a gestação por semanas, para ficar mais preciso e para sabermos exatamente o que está acontecendo em cada período da gravidez. Os leigos, na maioria das vezes, contam por meses, e essa é a primeira grande confusão entre médicos e pacientes.

Primeiro, porque os meses de gestação não correspondem às semanas que o médico calcula; segundo, porque uma gestação que teoricamente duraria 9 meses, na conta dos médicos, tem em média 40 semanas, podendo chegar a 42.

Como isso pode acontecer? Se nove meses são 36 semanas (1 mês = 4 semanas; portanto, 9 meses = 36 semanas), como uma gestação pode ter 10 meses (10 meses = 40 semanas)? Muitas gestantes têm essa dúvida e eu não sei exatamente a origem desse mal-entendido. Até mesmo entre os cientistas há controvérsias no que diz respeito à duração da gestação.

Os embriologistas (que estudam o desenvolvimento do embrião) contam a gestação a partir do dia da fecundação e os obstetras contam a partir da data da última menstruação. Que confusão!

Para facilitar, foi decidido, por convenção e comodidade, que a gravidez seria contada a partir do primeiro dia de sangramento do último período menstrual. A maioria das mulheres não sabe exatamente quando ovulou, mas quase todas se lembram da última vez que menstruaram; por isso, calcular o tempo de gestação pela última menstruação facilita muito a vida de todas nós.

Na verdade, nas duas primeiras semanas de gravidez, a mulher ainda não está grávida (isso é meio esquisito, mas foi decidido assim e não sou eu quem vai mudar). A ovulação se dá no começo da terceira semana após o primeiro dia da menstruação, e a implantação, no início da quarta semana.

A gravidez tem duração média de 280 dias a partir da DUM (data da última menstruação). Se os meses tivessem todos 28 dias ou 4 semanas exatas, teríamos de dizer que a gestação dura 10 meses, mas isso não é verdade. Alguns meses têm 30 dias, outros, 31, e ainda temos fevereiro, com apenas 28 dias. Por isso a confusão. A gravidez dura de 266 a 294 dias (de 38 a 42 semanas).

Esclarecida essa dúvida tão cruel, deixo claro a todas as gestantes, e principalmente aos pais, avós e parentes próximos, que, se a gravidez chegar à 40ª semana, não se desesperem, tudo está dentro do esperado, nada de errado está acontecendo.

Calcular a data do parto é bem simples e não precisa do "disco da previsão", aquele disco de papel que a maioria dos médicos usa para calcular o tempo de gravidez. Uma vez, um pai falou para mim: "Esse disco da previsão sempre acerta o dia em que o bebê nascerá?". Depois disso, eu só o chamo assim.

Você precisa saber o primeiro dia da última menstruação, por exemplo: 20/12/2007. Somam-se sete ao dia e subtraem-se três do mês (esse cálculo chama-se regra de Naegele):

20 + 7 = 27

12 - 3 = 9

Data provável do parto (DPP): 27/09 do ano seguinte.

No meu caso, a DUM foi em 27/12/2007. É a mesma coisa, mas precisa de um pouco mais de atenção, porque a DUM foi no final do mês e no final do ano.

27 + 7 = 34

Como nenhum mês tem 34 dias, temos de calcular passando para o mês seguinte, por exemplo, 31 dias do mês de dezembro mais 3 dias do mês de janeiro. E diminuir três meses a partir do mês de janeiro (porque mudou de mês quando se somaram sete).

Janeiro – 3 meses: outubro.

DPP: 03/10/2008.

No dia 3 de outubro de 2008, completaram-se 40 semanas ou "9" meses.

Realmente, não é muito fácil entender, por isso, um bom obstetra é fundamental durante o pré-natal, para tirar todas as dúvidas da gestante.

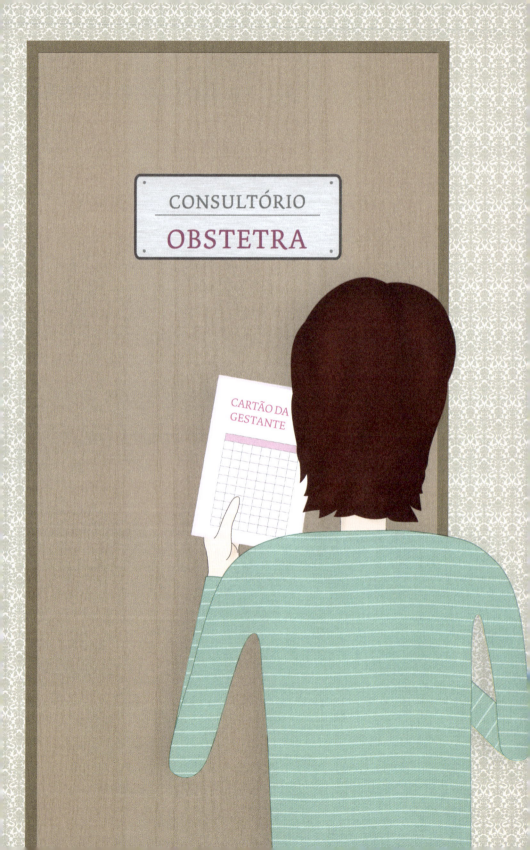

CAPÍTULO 13

# O começo de tudo

*Quarta semana de gestação*

**A QUARTA SEMANA** é o começo do começo, nem atraso menstrual há ainda. A terceira semana após a última menstruação começa com a ovulação, a fertilização e a formação da mórula e do blastocisto (como descrito antes); e a quarta, com a nidação (também já descrita) e a formação do embrião. Nessas primeiras semanas, tudo acontece muito rápido. Quando descobrimos a gravidez, milhares de coisas já estão acontecendo. Mesmo eu, no meio de toda essa "experiência", prestando atenção a tudo, não consegui acompanhar o que se passava.

Na realidade, não há como separar exatamente o que acontece em cada semana. Normalmente, uma coisa começa em uma semana e termina na outra; os eventos são interligados, não é uma ciência exata. Separamos o desenvolvimento da gestação por semanas para tornar o assunto mais didático e menos complexo, se é que isso é possível.

A primeira ultrassonografia que fiz da gestação foi exatamente na quarta semana. Eu nem sabia que estava grávida, apenas monitorava minha ovulação, como sempre. Não deu para ver nada, como eu contei antes (apenas 36 horas de atraso menstrual). O embrião (que, nessa época, se chama blastocisto) já tinha se implantado, mas media um quinto da cabeça de um alfinete, e não há aparelho de ultrassonografia que consiga ver isso. Precisávamos esperar mais alguns dias para enxergar o bebezinho.

Esse período é chamado de pré-embrionário, pois o embrião não está totalmente formado, existe apenas um disco embrionário bilaminar (cientificamente, é assim que chamamos o bebezinho durante esses dias).

Para falar a verdade, eu não sentia nada. Sabia que todas essas coisas bem complicadas estavam acontecendo, porque estudei tudo isso e li mil vezes todos os livros e todos os sites da internet que pudessem me dar informações mais precisas sobre esse período, mas eu mesma não sentia nadinha.

Muitas coisas acontecem ao mesmo tempo nas primeiras semanas e, se algo der errado, a gestação pode estar comprometida. Qualquer alteração em qualquer divisão dessas fases pode levar a um erro genético irreparável e impedir que o embrião se desenvolva, ocorrendo, assim, um aborto.

Quando queremos engravidar, devemos nos preparar antes mesmo de receber um teste positivo. Precisamos iniciar o uso de uma complementação de ácido fólico e não tomar qualquer medicação ou vacina sem autorização médica. Alguns procedimentos estéticos ou fisioterápicos devem ser evitados e a realização de alguns exames (como os de raios X) é proibida. Na dúvida, é sempre melhor procurar um médico para exames e orientações pré-concepcionais.

Fiz o teste de gravidez nos primeiros dias da quarta semana. Descobrir assim, tão cedo, me deixou muito ansiosa, pois tive medo de ter um aborto precoce ou uma gestação anembrionada (quando o embrião não se desenvolve) ou, ainda, de ter ocorrido implantação em algum lugar anormal (gravidez ectópica). Essas são as complicações mais comuns no início da gestação.

Estima-se que 15 a 20% das gestações diagnosticadas terminem em aborto. Um número assustador para uma mulher que deseja muito a gravidez. A cada 10 mulheres que engravidam, duas terão um aborto, mas, normalmente, não terão problemas em uma próxima gravidez. Tratamos como doença somente quando a mulher tem três ou mais abortos. Um único aborto é um fato isolado, sem muitas consequências para nossa vida reprodutiva. Quem não conhece pelo menos uma mulher que passou por um problema desse e que depois teve outros filhos sem qualquer complicação?

O aborto é mais comum nas primeiras 8 a 12 semanas de gestação, sendo que 50% dos abortos nessas idades gestacionais acontecem por um erro na formação do embrião, levando a uma alteração nos cromossomos. Um embrião com essas alterações não consegue se desenvolver. Esses são os casos de aborto que, por mais que o médico e a paciente se esforcem, não se podem evitar. O embrião não é capaz de sobreviver, não adianta dar remédios para "segurar" a gravidez.

Um sangramento pequeno, que aparece no fundo da calcinha ou quando passamos o papel higiênico, pode ser normal. Os sangramentos acompanhados de cólicas fortes e com duração superior a 3 dias são os mais preocupantes.

Todo sangramento nas primeiras 20 semanas é chamado de ameaça de aborto. Das pacientes que sangram, metade terá uma gravidez normal e a outra metade evoluirá para um aborto. O importante é ter calma, paciência e não se desesperar.

Outras causas de aborto são, entre muitas, infecções, alterações hormonais, doenças crônicas da mãe, uso de drogas e alterações no útero. Algumas dessas alterações têm tratamento e a gestação pode ser preservada.

Em resumo, 50% dos abortos ocorrem por alterações cromossômicas do feto e não há como serem evitados e os outros 50% têm causas diversas que, algumas vezes, permitem o tratamento. É difícil explicar para uma gestante, mas os médicos não têm muito a fazer quando um aborto precoce acontece. Não existe medicação que faça um embrião com alterações cromossômicas se desenvolver.

Uma gestação anembrionada se dá quando o embrião não se desenvolve por completo. Existe a formação do saco gestacional, porém sem embrião. Não há o que fazer. Se a ultrassonografia for realizada e o saco gestacional estiver grande, mas sem o embrião dentro, damos o diagnóstico de gestação anembrionada ou gestação com ovo cego. Pode-se realizar uma curetagem para a retirada do saco gestacional ou esperar que o corpo elimine esse saco gestacional sozinho, normalmente através de um sangramento muito parecido com a menstruação, porém com um pouco mais de cólicas e um fluxo mais intenso.

A gestação ectópica se dá quando o embrião, durante sua caminhada pelas tubas, por algum motivo, não chega ao útero e "gruda" em outro lugar, como nas próprias tubas, no ovário, no abdome ou mesmo nos ligamentos do útero. Raramente uma gestação ectópica chega ao fim. Pode acontecer, mas é uma raridade.

As tubas são o lugar mais comum da gestação ectópica e acabam se rompendo durante o crescimento do embrião e "estourando", porque não aguentam ser muito distendidas.

Uma gestação ectópica rota (quando a tuba "estoura") é uma emergência médica e precisa de tratamento cirúrgico rápido, porque a paciente corre risco de morte. Quando a gestação ectópica é descoberta antes de a tuba se romper, outros tratamentos podem ser tentados, evitando-se a cirurgia.

Uma gravidez ectópica é diagnosticada quando não vemos o saco gestacional dentro do útero depois da quinta semana de gravidez. Já uma gestação anembrionada é diagnosticada quando o saco gestacional está no útero, mas não se vê o embrião dentro dele.

Eu não deveria me preocupar com essas coisas, principalmente porque não há remédio contra elas, mas era impossível não pensar como médica e não passar pela minha cabeça a frustração de tantas pacientes que consolei pós-abortos ou que tratei com gravidez ectópica. Para saber se tudo está certo, só há um jeito: procurar um obstetra e iniciar o pré-natal.

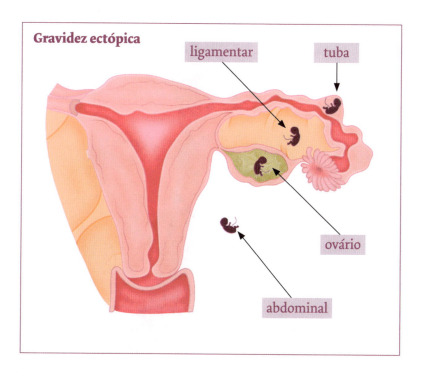

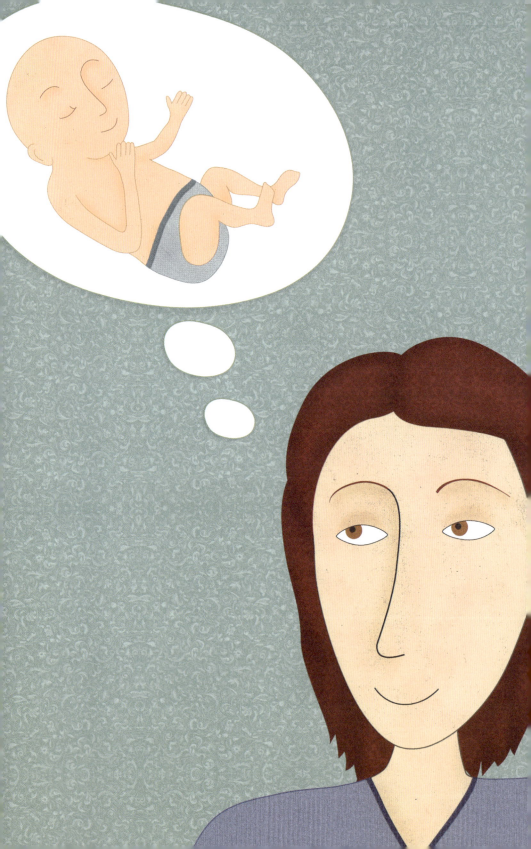

CAPÍTULO 14

# A ansiedade só aumenta

*Quinta e sexta semanas de gestação*

**SE ÉRAMOS ANSIOSOS** antes da gestação, imagine durante o tempo em que o nosso bebezinho estava crescendo dentro de mim? Se achamos lindo cada passo da ovulação, imagine nosso comportamento em cada fase do desenvolvimento do nosso filho?

Esperamos completar cinco semanas para repetir a ultrassonografia. Vimos o espessamento endometrial na quarta semana e o teste de gravidez deu positivo, mas bebezinho, que é bom, nada. Sei que é meio exagerado, mas, para mim, não é fácil segurar a curiosidade. Uma vez por semana, precisávamos ver como estavam as coisas.

Não é que estava lá?

Dentro do meu útero havia uma imagem ovalada, com um "borrão" preto no interior. Deu para ver tudo dessa vez, ou melhor, quase tudo. A imagem ovalada era o saco gestacional e o "borrão" era a vesícula vitelínica. Parecia pouca coisa, mas estava satisfeita. Ver aquela imagem dentro do útero era sinal de que a gestação era tópica (dentro do útero, exatamente onde deve estar) e a presença de vesícula vitelínica indicava que a gestação não era anembrionada (o embrião pode não ser visto, mas essa vesícula é o primeiro sinal de que ele existe).

No final da quarta semana e início da quinta, o disco bilaminar se transforma em disco trilaminar e, depois, em uma estrutura tubular que passa a se chamar embrião. Esse processo é extremamente complexo e não é objetivo deste livro detalhar tudo.

O primeiro órgão a exercer sua função é o coração. Durante a formação do embrião tubular, forma-se também o coração, que, nessa fase, é tubular. Com 21, 22 dias pós-fecundação (cinco semanas da DUM), o coração começa a esboçar seus primeiros batimentos.

Queríamos ver o coração batendo. É o sonho de qualquer pai e mãe de primeira viagem. Um momento mágico! No exame feito no começo da quinta semana, vimos apenas o saco gestacional e a vesícula vitelínica, nada de batimentos cardíacos. Uma semana depois, refizemos o exame, para comprovar que ele estava lá. Tudo era desculpa para vermos nosso filhote.

No começo da quinta semana, o coração já está em formação, mas não dá para ver no exame. O embrião tem de 3 a 4 mm (milímetros, não centímetros) e mal pode ser visto, escondido atrás ou abaixo da vesícula vitelínica.

Os aparelhos de ultrassonografia estão cada vez mais modernos. É difícil afirmar quando é possível ver o coração do bebê batendo, mas podemos dizer que entre a quinta e a sexta semana, se o exame for realizado pela vagina (exame transvaginal ou endovaginal), é possível identificar os batimentos do embrião.

Dito e feito: na sexta semana, conseguimos registrar os batimentos do nosso bebê. Foi emocionante! É incrível como uma coisa de nada, um "negocinho" de 3 mm, pode ter um coração. É incrível como uma coisa tão pequena traz tantas mudanças às nossas vidas.

O Rodrigo parecia um maluco. Disse a todos que encontramos que o coração do bebê estava batendo. Tenho certeza de que ninguém entendeu nada, mas como discordar de alguém tão feliz?

Vi a imagem na ultrassonografia, escutei os batimentos, mas, na verdade, não estava me sentindo muito grávida, não sentia nada diferente, apenas um leve desconforto nos seios e mais vontade de fazer xixi do que o normal. Isso, de certa forma, me decepcionou, pois queria me sentir grávida, queria ver as mudanças acontecendo no meu corpo, queria viver tudo mais intensamente desde o primeiro dia da gestação.

No início, as coisas são assim. Um dos primeiros sintomas da gravidez, depois do atraso menstrual, é a vontade de fazer xixi toda hora e as dores nos seios. Uma cólica, como se fosse de menstruação, também aparece. É uma sensação estranha, como se a menstruação fosse descer a qualquer momento. Dá um medo de ir ao banheiro e estar sangrando.

Essas cólicas significam apenas que o útero está tentando acomodar o "corpo estranho" dentro dele. O embrião é um corpo estranho para o nosso organismo. Ele não tem as mesmas células que a mãe e não é fácil para o útero acolhê-lo sem rejeição. O útero ainda não aumentou de volume e não existem motivos que justifiquem um aumento de peso nessa época.

Não sentia desejo de comer nada, pelo menos não aquele desejo que algumas grávidas sentem. Sentia vontade normal, como se eu não estivesse grávida. Não precisava parar tudo até que meu desejo se realizasse. Tenho de confessar que, às vezes, fingia uns desejos só para o Rodrigo satisfazer meus caprichos. Grávidas precisam ser mimadas.

Estava muito ansiosa, esperando cada nova mudança do meu corpo, da minha mente, do meu jeito de pensar. Ainda não me sentia mãe, pois estava exatamente como antes de saber que estava grávida e não via a hora de descobrir as mudanças pelas quais passaria nos próximos meses.

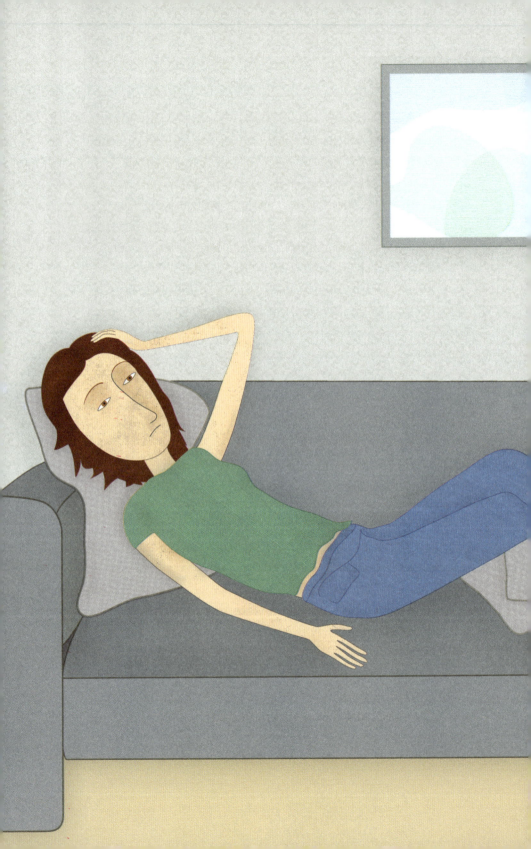

CAPÍTULO 15

# Minha vida está virando do avesso

*Sétima semana de gestação*

**MEU MUNDO CAIU.** Comecei a sentir coisas esquisitas que começaram a me levar à loucura (tanto pedi que elas vieram!). Modifiquei toda a minha rotina para me adaptar a isso. Até pouco tempo, não sentia nada, mas, de uma semana para outra, parece que me transformei em outra pessoa. De repente, tudo mudou e comecei a me sentir diferente a cada dia.

Começou com uma gripe, uma virose sem importância. Achei que em 3 ou 4 dias estaria melhor, como sempre foi. Meu corpo doía, fiquei com muita moleza e indisposição, não conseguia fazer nada direito, não me animava com nada. Até aí, tudo bem. O problema é que essa gripe chegou ao sétimo, oitavo, décimo dia e não tinha melhorado. Foi nesse momento que percebi que meu corpo estava realmente mudando e que nada seria como antes.

As gestantes têm uma queda de imunidade, em geral, discreta, principalmente para que o organismo aceite o embrião que se desenvolve dentro dele. Teoricamente, esse embrião é um tecido estranho, como se fosse alguma coisa transplantada para o nosso corpo (como em qualquer transplante de órgãos), e poderíamos rejeitá-lo a qualquer momento. Para que isso não aconteça, nosso sistema de defesa se adapta, diminuindo a quantidade de algumas células, alguns mediadores imunológicos, e realizando mudanças que permitem que o bebezinho cresça sem grandes problemas.

Em função dessa ligeira queda de imunidade, minha gripe durou 10 dias e, mesmo depois de estar sem os sintomas típicos dessas viroses, não melhorei do mal-estar e sentia sono o tempo todo. Foi aí que me dei conta: estava grávida.

O mal-estar era contínuo, sentia-me como se estivesse 24 horas por dia em um voo turbulento. A sensação de náusea não melhorava nunca. Quando eu comia, me sentia melhor, mas apenas durante 10 ou 20 minutos, depois voltava tudo.

O sono era uma coisa incontrolável. Não sou de fazer corpo mole, nunca deixei de trabalhar por bobagem, mas o sono era tão intenso que cheguei a pensar que, em poucos dias, não conseguiria atender minhas pacientes. Quando eu lia "a gestante pode sentir extrema fadiga nas primeiras semanas", não imaginava que extrema fadiga significasse que a gestante fica completamente imprestável.

Era assim que eu me sentia: imprestável. Não conseguia fazer nada direito. Primeiro, porque tinha náuseas o tempo todo; depois, porque era capaz de dormir em pé se ficasse muito tempo parada. Era como se eu estivesse 24 horas plugada em uma tomada que sugava toda minha energia. Sentia-me um trapo.

Não posso me esquecer de outras mudanças que contribuíram para o meu desespero: meu intestino não funcionava, tinha flatos (gases, pum, peido... É tudo a mesma coisa, mas "flatos" parecem menos deprimentes), fazia xixi de 15 em 15 minutos e tinha mais espinhas do que quando era adolescente. Meu intestino, que sempre funcionou direito, estava praticamente em greve: ficava até 5 dias sem evacuar e minha barriga inchando.

Sabia que tudo isso era mais do que esperado, pois a progesterona, um dos hormônios mais importantes da gestação, deixa a musculatura relaxada para que o útero consiga acomodar o bebezinho em seu interior. Junto ao útero, a musculatura de muitos outros órgãos fica relaxada e lenta. O trato gastrointestinal (região que vai da boca até o ânus) relaxa e diminui seus movimentos usuais. Isso leva a uma digestão mais lenta dos alimentos (por isso aquela sensação de estômago cheio o tempo todo), dor tipo queimação (azia), constipação e acúmulo de gases no intestino. Na teoria, tudo é muito simples e sem emoção, mas quando passei a sentir na pele, tudo pareceu mais complicado.

Essa parte se tornou até engraçada, pois virei motivo de brincadeira entre os amigos mais próximos. Eles fizeram uma simpática campanha em um fim de semana com o título "Vamos desentupir a Naira". Teve muita fruta, vitamina de mamão, linhaça e iogurte. Todas as receitas laxantes foram testadas.

Meu abdome ficou tão distendido que o Rodrigo batia na minha barriga como se fosse um pandeiro e comemorava cada vez que eu conseguia ir ao banheiro.

Não adianta. Seu intestino vai parar também. Isso é inevitável, a não ser que você seja realmente muito sortuda. Mas não se desespere, é preciso se adaptar a essa nova fase. A alimentação é nossa maior aliada, a única solução. Procure, teste, ache os alimentos que ajudarão seu intestino a funcionar – normalmente fibras, iogurtes com bacilos reguladores intestinais, mamão, laranja, ameixa, muita água. Vale tudo. E caso tenha muitas dúvidas, procure um nutricionista para ajudá-la.

Fazer xixi de 15 em 15 minutos não é tão chato, mas atrapalha as pequenas coisas do dia a dia. Além disso, precisamos de mais tempo cada vez que vamos ao banheiro, porque o xixi nunca sai fácil. Parece que há algo impedindo a saída e, se você não tiver paciência, sempre ficará um resto de urina na bexiga e logo terá de voltar ao banheiro.

Entre uma consulta e outra, eu precisava ir ao banheiro. Não conseguia mais assistir a uma sessão de cinema inteira e me acostumei a acordar duas ou três vezes à noite para fazer xixi (talvez por isso eu sentisse tanto sono durante o dia).

Por essas mudanças, eu também esperava. A progesterona deixa a musculatura da bexiga flácida (menos tônica), dificultando a micção. O rim precisa filtrar uma quantidade muito maior de sangue e, assim, produz mais urina do que o usual. Além disso, o útero, que está crescendo bem atrás da bexiga, começa a pressioná-la, dando sempre a sensação de bexiga cheia. Coisas da vida de uma gestante normal.

As alterações hormonais, que fizeram aparecer muitas espinhas em minha face, no meu colo, no meu pescoço e nas minhas costas, são as mesmas que fizeram meu rosto ficar cada vez mais manchado. As manchas escuras que muitas vezes aparecem no rosto das grávidas se chamam melasma, que é causado pelo aumento do estrogênio, o qual estimula as células produtoras (melanócitos) da pigmentação da pele. Quando em contato com a luz solar e até mesmo com a luz artificial, os melanócitos ficam mais escuros, manchando a pele. O protetor solar, passado a cada 3 horas, é nossa única proteção, uma vez que os ácidos e a maioria dos clareadores são proibidos na gestação. Deus salve o protetor solar!

O interessante é que todo mundo fica feliz quando você diz estar tendo uma gestação normal, mas ninguém percebe que uma gestação "normal" é sentir todas essas coisas que não têm nada de lindo.

A sociedade espera uma gestante sempre bonita e feliz com a gravidez, mas nem sempre conseguimos nos sentir assim.

Vomitar só é lindo para o pai de primeira viagem, que comemora o primeiro vômito da mulher como se fosse um marco histórico. Mas para quem fica com a cara grudada na privada, nauseando, não há nada de romântico.

Ser gestante não é fácil: ficar constipada, com sono, cheia de espinhas, fazer xixi toda hora e sentir náuseas o tempo todo tiram o bom humor de qualquer um.

O humor foi mais uma das coisas que mudou muito em mim. Fiquei muito mal-humorada, sem paciência, nem no consultório conseguia ser atenciosa como antes. Não sei como o Rodrigo me aguentava, eu estava sendo uma esposa muito chata. Mas como manter o bom humor com tantas mudanças para me adaptar?

Queria ser uma grávida bem-humorada, mas, infelizmente, não consegui. Tentei achar isso normal, mas, às vezes, me sentia culpada por não ser a pessoa mais feliz do mundo. Fiquei decepcionada comigo mesma por não levar "numa boa" todas as mudanças que eu sabia que aconteceriam.

Procurei um psicólogo para começar uma terapia. Precisava de alguém que me ajudasse a entender melhor tudo que estava se passando comigo, principalmente porque queria que fosse um período maravilhoso, mas não conseguia fingir que estava tudo bem. Eu precisava me entender como gestante e lidar com todas essas coisas com mais leveza, sem me preocupar tanto, sem me cobrar tanto.

Era uma gestante de primeira viagem como qualquer outra. Ser médica me deixava um pouco mais angustiada, porque antecipava todas as coisas que podiam acontecer, mas, na verdade, nunca vivi isso, não sabia se tudo que estava escrito aconteceria exatamente daquela maneira. As coisas escritas nos meus livros de medicina não têm qualquer emoção; são lógicas, baseadas em evidências, estudadas. Nenhum livro explica essa turbulência de emoções que vivemos quando estamos gerando um bebezinho tão esperado e planejado.

Cobrava-me, porque não queria fazer nada errado, queria saber mais do que as outras mães, queria "tirar de letra" todas as fases da gestação, mas as coisas não são tão fáceis como parecem. Tinha de me acostumar com a ideia de que não seria uma supermãe apenas porque convivo com isso todos os dias.

Lidar com emoções é muito mais difícil que lidar com pacientes ou doenças, que passar no vestibular ou fazer residência médica. Se, como médica, sabia muita coisa, como mãe, havia um longo caminho pela frente.

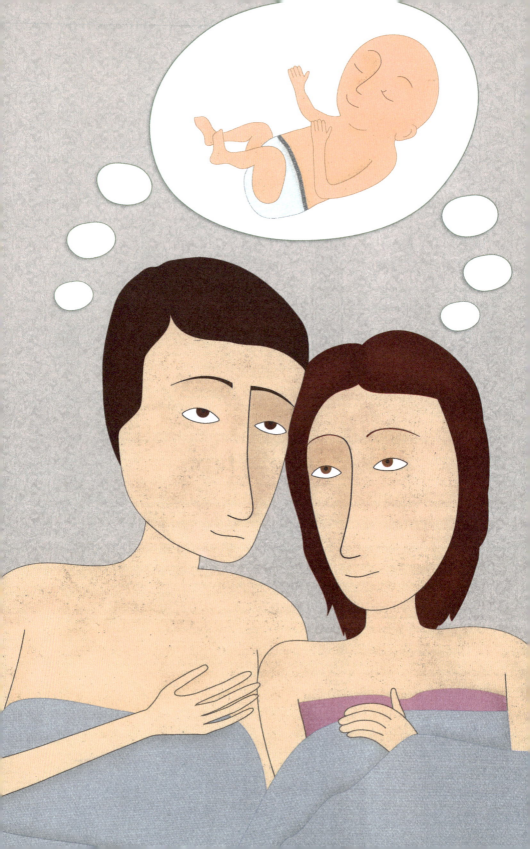

CAPÍTULO 16

# Tudo passa muito rápido, cada dia é uma surpresa

*Oitava semana de gestação*

**AS COISAS MELHORARAM.** Fui me acostumando a conviver com as mudanças que a gestação me proporcionava. Os sintomas não passaram, mas eu estava bem com eles. Continuei sentindo sono, mas passei a controlá-lo; as náuseas não passaram, mas diminuíram muito. As espinhas apareciam cada dia em novos lugares e meu intestino continuava parado. O que melhorou foi o meu humor, não ficava tão chata todos os dias.

Durante essas semanas, não fizemos ultrassonografias, acompanhamos o desenvolvimento apenas teoricamente. Não aguentava mais fazer o exame transvaginal toda semana (aquele exame em que se introduz o transdutor, recoberto com uma camisinha, dentro da vagina), aquele transdutor machuca! As ultrassonografias são feitas por via transvaginal até mais ou menos 12 semanas; depois disso, podem ser realizadas pela barriga mesmo.

A oitava semana é a última do período embrionário. O bebê tem quase todos os aparelhos e sistemas formados, mas ainda estão rudimentares e imaturos. O coração começa a ter maior capacidade de bombear sangue e são formados muitos vasos sanguíneos, que podem ser vistos através da pele transparente. As cartilagens começam a ser substituídas por ossos, que vão endurecendo e crescendo, e, com aproximadamente 2 cm, o bebezinho começa a se mexer. Ainda não dá para sentir esses movimentos, mas ele se mexe o tempo todo.

São nessas primeiras oito semanas que agentes teratogênicos podem causar maiores danos ao bebê em formação, por isso que precisamos tomar muito cuidado com qualquer substância tóxica ou teratogênica. Não use medicamentos sem prescrição médica e, se surgir qualquer dúvida, procure um obstetra para auxiliá-la. Tenha cuidado com exames, como os de raios X e coisas do gênero, e evite usar produtos de beleza com agentes químicos, como tinturas para cabelo, produtos para alisamento e cremes com ácidos.

O embrião tem o sexo determinado desde a fecundação, mas seus órgãos genitais externos ainda não estão formados com oito semanas de vida. Existe um exame chamado sexagem fetal, que pode descobrir o sexo do bebê a partir de sete ou oito semanas (as especificações são diferentes, dependendo do laboratório e da técnica usada), feito por meio de uma amostra de sangue materno, como se fosse um exame de sangue qualquer.

Desde o início da gestação, algumas células fetais passam para o sangue materno e são elas os alvos do exame. Se forem encontradas células com cromossomos Y, o bebê é homem; se não forem encontrados esses cromossomos, o bebê é mulher. A sensibilidade e a especificidade desse exame, a partir da oitava semana, são de 97 a 99%.

Não fiquei tão curiosa (e, na minha cidade, esse exame ainda não estava disponível), por isso, esperei um pouco para saber se quem vinha era o Gabriel ou a Sofia (os nomes foram escolhidos desde que começamos a namorar).

Outro aspecto muito interessante do começo da minha gestação foi minha vida sexual – ou a ausência dela. Esse não é um assunto muito simples de se abordar e poucas pessoas têm coragem de falar abertamente sobre isso.

Rodrigo e eu estávamos há praticamente seis semanas sem ter relações sexuais, e isso vai muito além de tudo que está escrito nos livros. Somos médicos e sabemos que sexo não atrapalha em nada a gestação, muito pelo contrário, relaxa, deixa todo mundo mais feliz e ajuda o casal a estar cada vez mais unido nessa nova fase do relacionamento. O problema é que esperamos tanto pela gravidez que, na hora "H", ficávamos tensos a ponto de não sentir tesão o suficiente. Tivemos relações nas primeiras duas semanas de gestação, mas, nessa época, nem imaginávamos que eu estava grávida. Depois disso, tudo mudou.

O Rodrigo morria de medo de machucar o bebezinho, sentimos receio de haver algum sangramento ou qualquer coisa do gênero. A tensão era tanta que, nas duas vezes que tentamos, senti cólicas e tivemos de parar.

No começo, tudo é mais difícil, ainda não havíamos nos acostumado à ideia de que a gravidez é uma coisa normal, que faria parte das nossas vidas nos 7 meses seguintes. Ainda não tínhamos nos adaptado às mudanças e não sabíamos direito qual seria o espaço do nosso filhote dentro das nossas vidas. Estávamos acostumados a ser dois. De repente, havia outra pessoa entre nós. Na hora do sexo, era como se houvesse mais alguém no quarto, alguém que precisasse de mais atenção do que nós mesmos. Isso atrapalha muito.

Mesmo sabendo que, teoricamente, não há problemas, ficamos com medo. Será que o bebezinho sentirá? Será que ficará assustado? Será que o incomodaremos? Ele será chacoalhado durante os movimentos de vai e vem? Imaginamos o coitado sendo arremessado de um lado para o outro, sem conseguir se segurar. E se ele "desgrudar"? Dizendo assim, parece absurdo, mas eram esses os nossos medos e conflitos.

Para mim, havia ainda o outro lado da coisa. Como sentiria tesão se estava com náuseas o tempo todo? Como ficaria excitada se minha barriga estava estufada e eu estava sempre me sentindo desconfortável, pelo fato de somente conseguir fazer cocô a cada 5 ou 6 dias? Fazer sexo que horas? Só se fôssemos para cama bem cedo, porque se eu ficasse acordada até um pouco mais tarde, sentia sono e era capaz de dormir sentada.

Eu sentia tesão, tinha vários sonhos eróticos, pensava em fazer alguma coisa mais picante, mas, na hora do "vamos ver", travava. Ficava sem ação, sem saber como fazer.

Em uma das semanas, decidimos que seria diferente. Resolvemos deixar os medos de lado e voltar a ter uma vida sexual saudável. Depilei-me, comprei óleos de massagem e falamos coisas picantes durante o dia, um para o outro. Começamos a adaptar algumas técnicas de massagem para gestantes, a fim de deixar as coisas um pouco mais eróticas e menos objetivas. Só não colocamos nada em prática porque, naquela semana, tivemos muitos plantões e praticamente não dormimos juntos (mais um problema: os plantões).

Precisávamos reaprender algumas coisas. O sexo era uma delas.

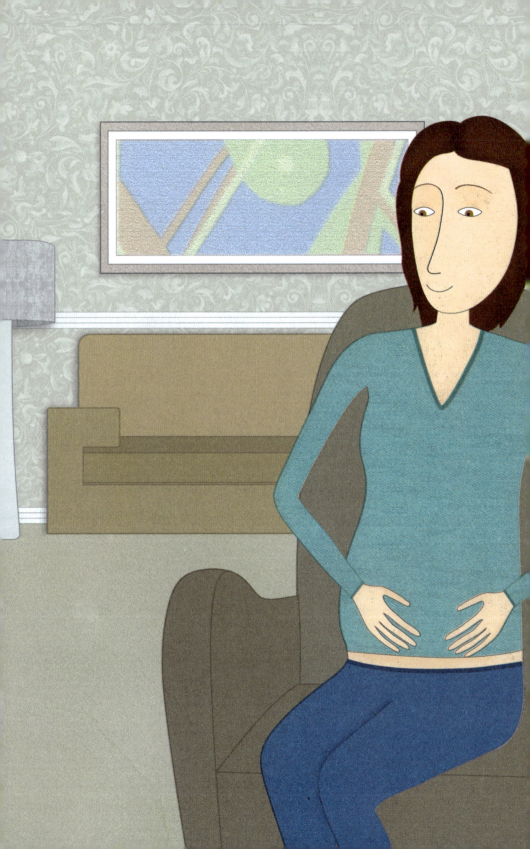

CAPÍTULO 17

# Vendo nosso bebê pela primeira vez

*9ª à 13ª semana de gestação*

NA NONA SEMANA, começa o período fetal. O bebezinho deixa de ser um embrião e se torna um feto. Pode não parecer grande coisa, mas é extremamente importante, porque isso significa que ele evoluiu e agora é um ser humano reconhecível como tal. Ele começa a ter forma de um bebê, apesar de medir 22 a 30 mm. Sua cabeça ainda é grande demais em relação ao resto do corpo, mas já se podem ver os braços, as mãos, as pernas e os pés.

Comecei a me sentir melhor. Não sei se porque meus enjoos melhoraram ou se porque estava aprendendo a conviver com todas as mudanças que a gestação me impôs. Sentia-me menos estressada, menos ansiosa. Estava menos chata com todo mundo e não perdia mais a paciência por qualquer coisa. Isso foi muito bom e meu maridão agradeceu.

Com 9 semanas, nosso peso quase não sofre alterações. O feto é muito pequeno e nosso útero não consegue ser palpado quando o médico examina a barriga. Ele dobra de tamanho, mas, ainda assim, está escondido atrás do osso que forma o quadril, mais especificamente atrás da sínfise púbica (osso do quadril que fica logo atrás do monte de Vênus, região dos pelos pubianos).

Com 10 semanas, o útero é do tamanho de uma laranja e ainda não é palpável; com 12, tem o tamanho da cabeça de um bebê recém-nascido; com 16, dá para senti-lo entre a sínfise púbica e o umbigo; e, com 20, ele está na altura do umbigo.

Uma coisa que me surpreendia e me deixava intrigada (intriga quase todas as minhas pacientes) era como a barriga aumentava tanto se meu útero estava tão pequeno assim. Isso é uma coisa complicada de se entender. Procurei muitas explicações científicas, mas poucos são os interessados em saber por que a barriga da gestante cresce muito mais que seu útero e seu bebê.

Quando não estava grávida, sempre dizia para as minhas pacientes: "Seu útero nem está palpável, essa sua barriga é gordura mesmo. Você precisa tomar cuidado com o seu peso". Hoje, se um médico me dissesse isso, com certeza, eu o mataria. Como assim, gordura? E minha barriga de grávida?

Realmente, a barriga não se distende somente por causa do útero ou porque estamos gordas. A barriga se distende porque sua musculatura fica menos tônica, mais flácida, permitindo que o intestino se desloque mais para cima; assim, o útero cresce de baixo para cima, preenchendo toda a pelve. Cada vez que o útero cresce, o intestino sobe um pouco e a barriga se distende também na parte superior, formando aquela barriga redonda de gravidez.

Outra coisa que faz a barriga parecer maior é o fato de o intestino ficar preguiçoso por causa da progesterona (como expliquei antes), mais distendido (malditos gases!) e mais volumoso. É comum perceber a barriga maior em determinadas horas do dia, enquanto, em outros momentos, mal conseguimos vê-la.

É claro que existem as magrinhas, que não sentem tanto essas modificações, ou as atletas, que têm uma musculatura abdominal mais forte e não sofrem com a distensão causada pelo intestino e pelos gases, mas eu, como uma simples mortal, acima do peso ideal, não tive essa sorte. Nosso útero ainda é pequeno, mas nossa barriga aparenta estar maior por causa de todas essas mudanças. Mesmo assim, precisamos tomar cuidado com o aumento excessivo de peso. Estar grávida não é uma justificativa para comer demais. Comer bem não significa comer muito.

A barriga de grávida só deve realmente ter volume quando chegar à 19ª ou à 20ª semana; aí, sim, não haverá como esconder e, então, começaremos a exibir nossas lindas barriguinhas. Antes disso, ninguém sabe se estamos gordas ou grávidas.

Com 11 semanas, fiz mais uma ultrassonografia, dessa vez com o propósito de realizar a medida da translucência nucal. Esse exame faz parte do arsenal de exames pré-natais pedidos para todas as gestantes. É um exame de rastreamento de problemas fetais, como a síndrome de Down (trissomia do cromossomo 21) e outras trissomias, como a do cromossomo 18.

A translucência nucal é um acúmulo de líquido na região da nuca do bebê e que aparece em um determinado período do seu desenvolvimento. Por esse motivo, se não for realizado entre 11 e 14 semanas, o exame não terá validade. Não adianta pedir ao médico que solicite o exame se você já passou dessa fase da gestação, será uma grande perda de tempo.

Não é um exame que dê certeza de nada, é apenas um rastreamento. Se sua medida estiver alterada, é preciso prosseguir a investigação e realizar exames mais específicos para diagnosticar alterações na formação do bebê, como uma amniocentese ou biópsia de vilo coriônico. Outros exames de rastreamento para síndrome de Down, como Free beta-hCG e PAPP-A, podem aumentar a sensibilidade do diagnóstico, mas não me aprofundarei nesse tópico, porque todos eles raramente são realizados. Procure um médico para ter melhores explicações caso seja necessário que você realize algum deles.

Fizemos a última ultrassonografia com 6 semanas e não deu para ver quase nada, apenas uma manchinha de 3 mm com um coração batendo, o saco gestacional e a vesícula vitelínica. Estávamos ansiosos para ver como o nosso bebezinho estava se desenvolvendo.

Fiquei ansiosa, queria saber se estava realmente tudo certo, se o bebezinho tinha cabeça, tronco e membros. Sentia medo de que faltasse alguma coisa, de que alguma coisa errada pudesse ter acontecido. Acho que essas coisas trágicas passam na cabeça de todas as mães, mas nem todas sabem quanta coisa errada pode acontecer a um feto em desenvolvimento. É por isso que ser médica me tornou uma gestante mais preocupada do que a maioria das minhas pacientes.

Antes de fazer esse exame, preferi não ficar imaginando meu bebezinho. Queria ter certeza de que as coisas estavam certas antes de me apegar e me envolver com ele. Na hora do exame, logo que o Rodrigo colocou aquele transdutor transvaginal tão desconfortável, já comecei a perguntar: "Tem crânio?", "Tem cérebro?", "O intestino está na barriga?", "Tem algum defeito no tubo neural?".

Ele não me respondia, nem piscava, apenas mexia o aparelho de um lado para outro. De repente, eu mesma comecei a ver as imagens e percebi que tudo estava no lugar, que não havia nenhuma grande má-formação. Ufa! Que alívio! Crânio, cérebro, intestino, coluna... Tudo exatamente como deveria estar!

Todas as medidas foram feitas, inclusive a translucência nucal, e estavam dentro da normalidade. Somente depois de tudo verificado e confirmado, conseguimos prestar atenção na coisa mais mágica de nossas vidas: **nosso bebezinho!**

É incrível. Com 3 cm, ele já era um bebê de verdade. Vimos tudo direitinho: cabeça, braços, pernas; vimos a boca abrir e ele se movimentar o tempo todo. Não é lindo? Ele mexeu os braços e as pernas, colocou as mãos na frente do rosto. Ficamos ali, perplexos com as imagens do nosso primeiro filho. Como pode ser assim, tão perfeito e tão simples?

O bebezinho cresce muito rápido desse ponto em diante, mas, como todos os órgãos estão praticamente formados, as mudanças são menos perceptíveis. A cada dia, ele fica mais forte e mais preparado para se tornar um ser humano completo.

Na 12ª semana, o útero atinge a borda da sínfise púbica e é possível senti-lo apertando a barriga nesse ponto. O bebezinho tem mais ou menos 6 cm e pesa entre 8 e 14 g. Mesmo pequenino assim, ele se movimenta muito, pode até chupar os dedos.

Para mim, o mais importante era que, a partir dessa semana, ele corria menos risco de ter qualquer anomalia congênita e tinha menor chance de ser atingido por infecções ou agentes teratogênicos. A taxa de aborto espontâneo cai bruscamente a partir desse período, então fiquei mais segura com a gestação.

Com 13 semanas, duas coisas importantes acontecem ao bebê: o intestino, que, a princípio, fica dentro do cordão umbilical, está totalmente dentro da barriga; e os órgãos genitais externos estão formados, permitindo, assim, que um médico experiente veja o sexo do bebê.

Ainda não sentia o bebê mexer e minha barriga não estava grande. Quem me via, não dizia que eu estava grávida e, por isso, foi difícil perceber que havia uma pessoa crescendo dentro de mim. Não foi fácil entender que tudo era real. Somente observando a imagem do exame, percebi que, em alguns meses, teríamos mais uma pessoa completando a família Ramos Menezes.

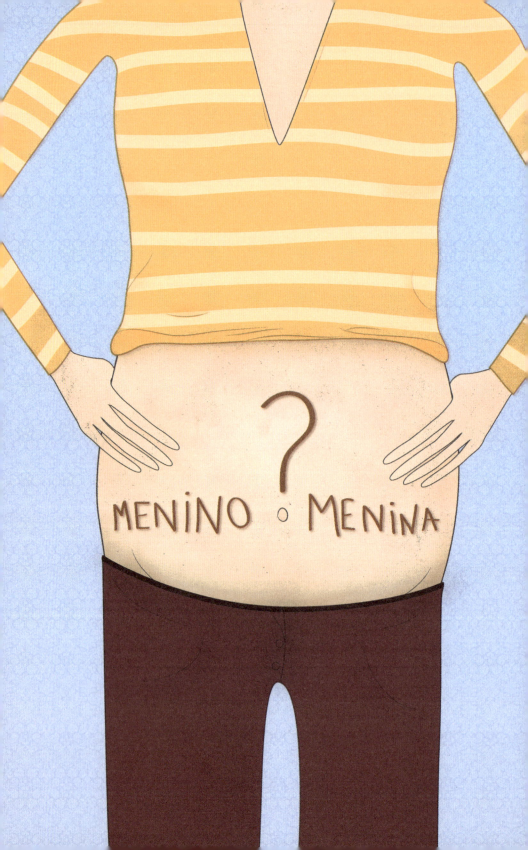

CAPÍTULO 18

# Menino ou menina?
# Testando meus instintos maternos

*14ª à 20ª semana de gestação*

**Eu estava tranquila.** Afinal, com o tempo, tudo vai tomando seu devido lugar. Acostumei-me às coisas ruins e passei a aproveitar as boas que apareciam todos os dias. Sentia-me mais serena, mais calma e menos grávida.

Digo "menos grávida" porque os enjoos passaram, eu não fazia xixi muitas vezes por dia e o cansaço incontrolável fazia parte do passado. Apesar do sono leve, não levantava tantas vezes à noite e me sentia descansada pela manhã. Tudo isso me deixava menos estressada e o meu humor ficou quase normal.

A turbulência de eventos e mudanças do primeiro trimestre, junto a todos os seus riscos, ficou para trás. Não tinha nem inspiração para escrever nessa fase, pois outras coisas e problemas do dia a dia povoavam minha mente mais do que a gestação. Eu podia dizer que a minha vida estava quase como antes, só percebia que estava grávida quando me olhava no espelho ou vestia uma roupa que não fechava mais na cintura.

Uma das coisas excitantes dessa época é descobrir o sexo do bebê. Na verdade, para mim, foi maravilhoso e frustrante, como quase todos os meus sentimentos na gravidez.

Todas as pessoas dizem que a mãe sente se o bebê é menino ou menina. Há mães que, desde a concepção, sabem o sexo. Eu ainda não havia sentido nada, nenhum *feeling* sobre isso. Até pouco tempo, nem me sentia grávida, como poderia saber o sexo? Toda essa cobrança social me deixou um pouco ansiosa. Afinal, era mãe, deveria ter um sexto sentido, uma ligação espiritual ou sentimental mais intensa com meu bebê. Eu estava apenas esperando, uma hora acabaria sentindo alguma coisa.

Não é que aconteceu? Comecei a sonhar com a Sofia. Todas as noites, durante praticamente 1 mês, sonhei com uma bebezinha linda. Era a criança mais doce, meiga e carinhosa do mundo. Em todos esses sonhos, nossa família era perfeita. Todos estavam deslumbrados com a minha linda filha Sofia.

Não tive a menor dúvida: contei para todo mundo que o bebê era mulher. Estava plena no meu papel de supermãe, aquela capaz de sentir seu bebê antes de qualquer um ou de qualquer exame. Senti-me o máximo! Disse para o Rodrigo que nem precisávamos fazer outra ultrassonografia tão cedo, porque mãe que é mãe não erra essas coisas. Nosso tão esperado bebezinho era uma linda menina!

Com 14 semanas, resolvemos fazer a nova ultrassonografia para registrar o que eu já tinha certeza. O sexo do bebê pode ser visto a partir de 13 ou 14 semanas. Alguns aparelhos com melhor definição de imagem e médicos experientes permitem arriscar com 11 ou 12 semanas. Antes disso, a genitália externa não está formada (como dito anteriormente).

Para que o sexo seja visto nesse período precoce, é melhor que o exame seja realizado pela via transvaginal. E lá fomos nós. Sabíamos que talvez fosse difícil, dependendo da posição do bebê, mas não sairíamos do consultório sem confirmar que a Sofia estava a caminho. Com certeza, o bebezinho sabia que não daríamos sossego enquanto não colaborasse. Assim que o transdutor foi colocado, ele logo abriu as pernas e, em menos de 30 segundos, estava lá, na tela, para quem quisesse ver: **era um menino!**

Quando olhei, não acreditei. E meu instinto materno? E toda magia do sentimento que somente as mães sentem? Que droga de mãe era eu, que erra uma coisa tão simples como essa? Fiquei inconformada, não por ser um menino, mas por meu instinto materno estar tão errado. Senti-me a mais desnaturada das mães.

Vimos que estava tudo bem, terminamos o exame, mas minha incapacidade materna não me saía da cabeça. O exame deveria estar errado, eu tinha de estar certa! Perguntei para o Rodrigo, que, como médico, me disse que a chance era de 90% ou mais de ser homem, mas não me convenci. Passei a achar o exame muito precoce e precipitado. Deveríamos ter esperado mais um pouco para não ter esse tipo de dúvida. Resolvi que repetiríamos o exame em uma semana para desfazer o mal-entendido.

Durante aqueles dias, eu só pensava nisso. Vi a imagem na tela, vi que tinha uma pequena (mas visível) pontinha correspondente ao pênis e duas imagens de formas arredondadas que pareciam ser o saco escrotal, mas, mesmo assim, eu poderia ter visto uma imagem dúbia, alguma interposição ou um erro simples de qualquer natureza.

Um feto de 13 semanas tem aproximadamente 10 cm, é muito pequeno, não dava para ver com certeza se era um pênis ou uma vagina. Eu poderia ter esperanças. As duas genitálias têm exatamente a mesma origem e inicialmente são indistinguíveis. Apenas após seu amadurecimento e desenvolvimento completo é que podemos saber se é feminina ou masculina. Muitas vezes, em meus plantões de pronto-socorro, chegaram abortos com fetos já formados, porém tão pequenos que ninguém conseguiu afirmar qual era o sexo. Se erramos mesmo ao ver um feto muito pequeno ao vivo, por que não podíamos errar ao vê-lo na tela de um computador?

Foi a isso que me apeguei. Só havia essa explicação! Durante a semana, sonhei com a nossa Sofia e isso ajudou a manter meu imaginário repleto de desculpas e justificativas para o erro do exame.

Uma semana depois, estávamos lá novamente e a ansiedade tomava conta de mim. Estava mais ansiosa que no dia de pegar o teste de gravidez. Era ali, naquele momento, que eu colocaria à prova meus instintos maternos e ficaria livre de mais uma das cobranças que a sociedade impõe a nós, indefesas e sensíveis gestantes. Naquele momento, eu saberia se seria uma supermãe ou uma mãe completamente desprovida de instinto materno.

Dessa vez, não tive como continuar me enganando, não tinha como negar. De novo, o exame mostrava o que eu não queria ver. Nosso Gabriel estava a caminho e o meu instinto materno não funcionava bem.

Tive de me conformar. Teria de exercitar meus dotes e instintos durante os próximos meses. Ainda não tinha a menor vocação para a maternidade.

A visão romântica da maternidade e da gestação, perpetuada por gerações e gerações de mitos e crendices, torna uma tortura a vida das gestantes modernas e com uma visão mais racional e prática da vida (como foi o meu caso). Muitas vezes, nos sentimos menos mães e mais desnaturadas, simplesmente porque não conseguimos corresponder às expectativas de nossas avós. Algum dia, isso terá de mudar.

Outra coisa muito importante nesse período é sentir o bebezinho se mexendo. Na primeira gestação, é comum que os movimentos sejam percebidos por volta da 19ª e da 20ª semana. Nas gestações seguintes, sentimos esses movimentos mais precocemente, mas muito raramente antes da 16ª ou 17ª semana. Isso não quer dizer que o bebê não se movimente; na verdade, a partir da sétima semana, ele não para quieto lá dentro, se mexe sem parar, mas, infelizmente, não sentimos. Quando uma grávida sente algo se mexer muito antes dessa data, é provável que sejam os movimentos normais do intestino, que, por sua vez, podem movimentar o útero e simular os movimentos do bebê.

Eu vivia com a mão na barriga, tentado sentir alguma coisa. Na realidade, eu palpava meu útero bem tecnicamente, como faço quando examino alguém, mas, até a 19ª semana, não senti nada. Um dia, acordei no meio da noite com a impressão de ter sentido alguma coisa estranha, mas não deu para ter certeza, porque, afinal, eu estava dormindo. Poderia ter sido um sonho ou um susto de outra natureza. Dois dias depois, senti mexer. Foi um movimento bem discreto, alguma coisa beirando o imperceptível, como se fossem gases no intestino. Somente com muita atenção é que os movimentos eram perceptíveis.

Rodrigo e eu estávamos em um hotel, um lugar nada familiar ou acolhedor. Enquanto ele tomava banho, senti esses tais movimentos discretos. Foi o bastante para eu chamá-lo até que ele viesse correndo, assustado, para saber o que se passava. Queria compartilhar com ele aquele momento tão importante de nossas vidas. Nosso Gabriel comunicava-se conosco pela primeira vez.

Era estranho sentir alguma coisa se mexendo dentro da barriga. Mais estranho ainda era saber que esses movimentos não dependiam do meu consentimento, que eu não podia controlá-los ou inibi-los. Daquele momento em diante, sempre haveria uma pessoa fazendo o que bem entendesse dentro de mim e eu não poderia fazer nada para mudar isso. Eu me perguntava: será que ele me acordará à noite? Será que me chutará quando não concordar com alguma coisa que eu estiver fazendo?

Nunca mais estaria sozinha, nem na gestação nem depois que o Gabriel nascesse. Acho que isso foi o que mais mexeu comigo. No momento em que o senti dentro de mim, me dei conta de que tudo realmente mudaria e nada seria como antes. Esse sentimento era mais intenso do que o próprio "sentir mexer". Não foi só o Gabriel que se mexeu, eu me mexi em relação a todos os sentimentos que eram apenas sonhos e que fariam parte da minha mais nova realidade.

Senti medo, fiquei assustada. Tudo era real e eu estava finalmente me dando conta disso. Sempre fui independente e sempre gostei de ser assim. Sempre fui sozinha também. O Rodrigo era a única pessoa no meu mundo, até então. Como iria lidar com essa pessoazinha, que ficaria literalmente grudada em mim 100% do meu tempo?

Depois que o bebê chuta, a gravidez começa a ser verdade e as pessoas resolvem participar da gestação. Todo mundo quer sentir o bebê. Minha barriga não era mais a minha barriga, era a casa do Gabriel, e todo mundo que queria falar com ele se sentia no direito de chegar perto, pegar, passar a mão e beijar. Isso quando não falavam com ele como se eu nem estivesse por perto.

O Rodrigo falava com o Gabriel, contava o que tinha acontecido no dia, perguntava qual carrinho de bebê ele gostaria de ter. E, o mais importante, queria que o Gabriel chutasse enquanto ele falava. Enquanto o bebê não chutava, o diálogo, ou melhor, o monólogo, não acabava. Passei a ser uma incubadora ambulante.

Apesar de ser estranho, eu gostava de tudo isso. Era divertido perceber todas essas mudanças no meu comportamento, no do Rodrigo e no de todos a nossa volta. Estar grávida é muito bom.

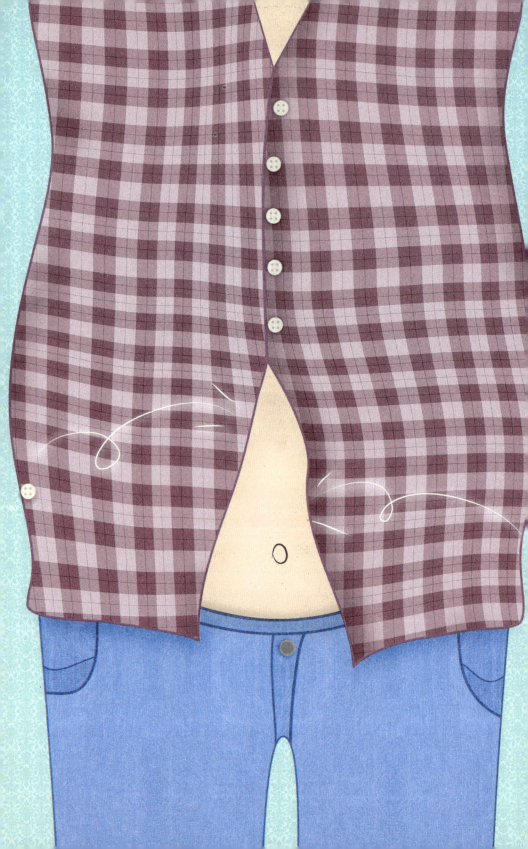

CAPÍTULO 19

# Nunca desejei tanto ficar barriguda!

*21ª à 24ª semana de gestação*

**SENTIA-ME MAIS GRÁVIDA** do que nunca. Não havia erro: quem me via tinha a certeza de que eu era uma gestante e não uma mulher com alguns quilinhos a mais. Eu não tinha pudores em entrar nas filas preferenciais para gestantes (com a barriga pequena, é muito chato passar na frente dos outros) e não sentia vergonha de parecer gorda. Todos percebiam que eu estava grávida.

Meu útero estava na altura do meu umbigo, como o esperado para a 20ª semana, mas minha barriga estava maior, porque meu intestino também se deslocou e estava mais acima do que o normal (como contei antes). Sentia o Gabriel se mexer e estava me dando conta de que as mudanças na minha vida e no meu corpo se tornavam cada vez mais reais.

Até então, eu estava usando minhas roupas normais! Um pouco apertadas, mas cabiam. No entanto, passados alguns dias, elas não serviam mais. Minhas blusas ainda quebravam um galho, mas as calças ficaram completamente inutilizadas.

A barriga cresce muito rápido nessa época. Por mais que eu prestasse atenção a cada mudança, parecia que tudo acontecia de repente. Em um dos dias, parei na frente do espelho após o banho e vi minha imagem refletida. "Estou igual às minhas pacientes grávidas, minha barriga está redonda e enorme!", pensei. Era como se no dia anterior eu estivesse sem barriga e, naquele dia, ela tivesse aparecido do nada. Por mais que eu me preparasse, as mudanças eram mais rápidas que a minha capacidade de me adaptar a elas. Abracei o Rodrigo e comecei a chorar (porque chorar é o passatempo predileto das grávidas). Ele não sabia como me consolar diante de um fato tão óbvio. Disse apenas: "Não se preocupe, você só está grávida. Tudo vai ficar bem".

Mexer na imagem que tenho do meu próprio corpo é mexer com a minha identidade. Estava mudando por fora e por dentro. Eu nunca mais seria a mesma depois de tudo isso. Mesmo que minha barriga voltasse ao normal, eu não seria a Naira de antes.

Com 22 semanas, o Gabriel me surpreendeu mais uma vez. Pensei que "sentir mexer" fosse apenas aquele movimento leve e quase imperceptível que eu havia sentido antes, mas me enganei mais uma vez. Ele chutou de verdade!

Eu estava na cama, lendo um livro antes de dormir, e resolvi apoiá-lo na barriga. Para meu espanto, o Gabriel empurrou o livro com tudo. Diferente do primeiro movimento, previsto para a 19ª ou 20ª semana, como qualquer manual nos ensina, eu não fazia ideia de que apareceria esse movimento mais forte. Nunca parei para pensar que a cada dia ele ficaria maior e mais forte e, logicamente, os chutes passariam a ser diferentes.

De novo, chamei o Rodrigo, que estava ao computador, para participar, e foi aí que percebi como a maternidade e a paternidade são sentimentos com tempos diferentes. Como sempre, ele veio rápido, para saber se havia alguma coisa errada. Expliquei o acontecido e ele observou os movimentos, que dessa vez não eram apenas sentidos com as mãos, mas também visíveis de longe. Achou lindo, olhou mais um minuto, disse que parecia haver um alienígena dentro de mim, riu e voltou ao computador para resolver seus problemas de todos os dias. Simples assim.

Fiquei completamente fascinada diante daqueles movimentos tão estranhos. Senti-me muito mais que grávida, **senti-me mãe** daquela coisinha que crescia dentro de mim. Poderia passar a noite toda tentando descobrir a lógica daqueles movimentos mágicos. O Rodrigo achou lindo, olhou, virou as costas e foi resolver coisas que eram mais importantes naquele momento.

Para mim, nada era mais importante que ver o Gabriel tão de perto; para o Rodrigo, outros problemas precisavam ser resolvidos apesar daquela novidade. Fiquei péssima, senti-me sozinha, achei que ele não se importava. Com certeza, potencializei tudo porque estava muito mais sensível do que o normal. Depois, pensei melhor e vi que não poderia ser tão dura assim.

Nós, mulheres, vivenciamos a gestação 100% do nosso tempo. Todas as mudanças acontecem dentro do nosso corpo. Por mais que as coisas do dia a dia continuem acontecendo, não temos como nos esquecer da gravidez um minuto sequer. Temos de nos adaptar e fazer todas as coisas como antes, mas estamos sempre com o bebezinho dentro de nós.

Para os homens, é diferente. Eles não sentem nada, o corpo deles não muda, as coisas continuam exatamente como antes da gravidez. Eles só vivenciam a gestação quando estão ao nosso lado, quando reclamamos de alguma coisa ou quando veem o bebezinho na ultrassonografia. Tudo é menos real.

Por mais que o Rodrigo tentasse participar de tudo, saber de tudo, ao virar as costas, ele se afastava da gravidez de uma maneira que eu não tinha como me afastar. Não era culpa dele, as coisas não tinham como ser diferentes. A natureza fez tudo ser assim desde que o mundo é mundo. Os machos precisam sair para caçar, para defender suas fêmeas, principalmente, quando elas estão grávidas e frágeis. Nós geramos os bebês, eles têm outras atribuições. Já pensou se os maridos ficassem frágeis, sensíveis, com náuseas e dores como nós? Se eles sentissem exatamente o que sentimos, quem consolaria quem em uma crise de choro?

A mulher vive a maternidade plenamente desde que descobre que está grávida. O homem vive a paternidade 100% somente quando o bebê nasce. Isso é normal, eles serão ótimos pais, apesar de serem meio distantes antes dessa época. Conformei-me.

Sentia-me sozinha nessa fase da gravidez. Mesmo que amigos e familiares (que, no meu caso, estavam a mais de 3.000 km de distância) estivessem sempre preocupados, dessem presentes e palpites, para ninguém a gravidez era tão importante quanto para mim. É uma experiência tão distinta que mesmo que todos estejam preocupados e interessados, no fundo, a gestação é só da mãe e do bebê. Um período muito solitário, na maioria das vezes.

Eu pensava no Gabriel o tempo todo, mesmo porque ele estava comigo dia e noite. Quando estava no consultório ou no centro cirúrgico operando, ele sempre dava um jeito de chutar para que eu não esquecesse que estava dentro de mim, crescendo. Se eu deixasse de me alimentar por qualquer motivo, logo sentia o mal-estar normal causado pela hipoglicemia (diminuição da taxa de açúcar no sangue), que não me permitia esquecer de que estava grávida. Minha vida estava em função desta missão: **gerar o Gabriel.**

Para todas as outras pessoas, existiam outras preocupações. Suas vidas continuavam exatamente iguais, não há como alguém se envolver tanto com a gestação como a própria gestante. Isso, às vezes, fazia eu me sentir isolada do mundo.

Fui escolher a decoração do quarto do bebê, o que, para mim, era superimportante. O quartinho seria o primeiro lugar dele neste mundo. Precisava ser um lugar que refletisse todo carinho e preocupação que eu tinha, precisava deixá-lo tranquilo. Ele tinha de se sentir acolhido e estimulado nesse quarto, além de seguro, como se ainda estivesse dentro de mim. Para os outros, seria apenas um lindo quarto de bebê; para mim, seria a continuação do meu útero, o lugar onde ele terminaria de se desenvolver. Ninguém sente isso, ninguém é tão sensível quanto uma grávida.

Esforçava-me para entender que tudo que eu sentia era diferente do que os outros sentiam e que nem por isso eles se importavam menos, mas, mesmo assim, me sentia sozinha com meus sentimentos. Fiz até um acordo com o Rodrigo: quando eu começasse a falar do quarto, mesmo que ele estivesse fazendo ou pensando em outra coisa, teria de fazer cara de interessado. Não precisava dizer nada, só fingir que estava prestando atenção e dizer alguma coisa do tipo "azul é legal!" ou "eu também prefiro esse tecido!", qualquer coisa do gênero.

Virou uma grande brincadeira. Eu começava a falar do quarto e ele mudava a expressão, começava a rir e perguntava se a cara de interessado estava convencendo. Com um marido maravilhoso assim, qualquer problema fica mais fácil. Não sei o que seria de mim sem esse homem ao meu lado.

Não podemos fazer tempestade em copo d'água. As pessoas ao nosso redor se importam, mas não podem parar tudo que estão fazendo para viver esse momento que é só nosso. Faz parte do aprendizado, eu acho.

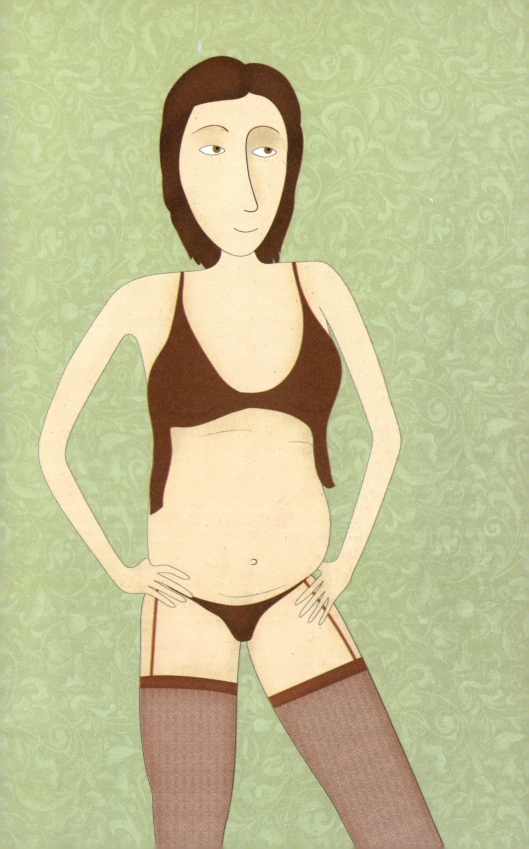

CAPÍTULO 20

# Existe sexo durante a gestação?

**HAVIA ME ESQUECIDO** de voltar a falar em sexo!

Realmente, é isso que acontece na gravidez: a gente se esquece do sexo por um bom tempo. No começo, são todos aqueles conflitos que já contei, todas aquelas tentativas de aprender a conviver com as mudanças e com a "terceira pessoa" durante o ato sexual. Depois, a gente simplesmente não sente tesão. Comigo, pelo menos, foi assim.

Durante muito tempo, não senti vontade, nenhum desejo ou tesão reprimido, nada que me fizesse lembrar os velhos tempos de recém-casados. Nossa vida sexual se resumiu ao sexo casual a cada 15 ou 20 dias.

Sei que isso soa como algo ruim, mas não é bem assim. Não há sexo, mas há muito carinho. Dormíamos abraçados todos os dias, sempre trocando carinhos fraternos e cheios de amor. Muitos beijos, cafunés, muitos "eu te amo" ditos ao pé do ouvido, como se fosse rolar... Mas não rolava. O clima não esquentava e dormíamos sem qualquer problema (pelo menos para mim). Eu não retribuía os carinhos mais maliciosos, mas estava sempre cheia de amor, e ele gostava de ser tratado com tanto mimo e atenção. Aprendemos a conviver com essa fase.

Fiquei preocupada, é claro. Será que era para ser diferente? Será que nos tornaríamos irmãos? Era bom ter um relacionamento tão carinhoso, mas e o resto? Deixaria de ser mulher só porque seria mãe? Será que os homens têm menos desejo nessa época porque, para eles, é estranho "ter tesão pela mãe"? É claro que não é tesão pela mãe deles, mas é pela mãe do filho deles. Será que ele me veria menos como mulher e mais como mãe?

Passamos um bom tempo tentando entender isso. Eu me sentia estranha com a minha barriga, não via o menor apelo sexual nas minhas novas curvas. Cada dia a barriga ficava maior, não conseguia me sentir *sexy* com ela. Tudo em mim estava mudando e, quando digo "tudo", era tudo mesmo, até minha vagina (é muito estranho falar sobre a minha vagina. Isso, sim, é compartilhar a intimidade com as pessoas. Isso, sim, é tentar explicar tudo sobre a gestação).

A vulva (parte externa da vagina) fica mais escura durante a gestação, como acontece também com outras partes do corpo, como os mamilos e aquela linha que divide a barriga (*linea nigra*). Isso não foi nenhuma surpresa.

O que eu não tinha tanta consciência é que a textura da vagina também muda. Ela deixa de ser um músculo firme e passa a ter paredes mais vascularizadas e mais túrgidas. Em outras palavras, fica mais fofinha e mais quente. O colo do útero também fica mais amolecido e produz mais muco cervical, e as mudanças hormonais fazem com que sua secreção fique mais ácida. Por isso, ficamos sempre mais úmidas, sempre com a calcinha mais molhada.

A maioria das coisas acontece internamente, precisamos nos tocar para perceber, mas, se olharmos com carinho para elas, veremos que as coisas mudam um pouco por fora também. O tom mais escuro e os grandes lábios mais grossos deixam a vulva com uma aparência gorda, desajeitada, nada *sexy*.

Um dia, fui me depilar e, pela primeira vez, me dei conta dessas mudanças. Primeiro, porque, como ela estava sensível, senti mais dores que o normal. Segundo, porque, quando ela ficou sem pelos, as mudanças saltaram aos olhos. Que estranho!

Não me aprofundarei descrevendo minha reação perante essas mudanças, porque já estou constrangida demais descrevendo minha própria genitália. Quem passou por isso entenderá direitinho o que estou tentando dizer e quem ainda não passou, com certeza, se lembrará de tudo isso um dia.

Como ter uma vida sexual normal com tantas mudanças? O homem tendo tesão pela mãe do filho dele e a mulher se sentindo *sexy* com aquela barriga, alguns quilos a mais e uma "perereca" gorda e escura? Qualquer desentendimento sexual é completamente aceitável nessa fase.

Mesmo com tudo isso, os livros dizem que, após a 18ª semana de gestação, a mulher começa a se sentir mais excitada, por causa das alterações hormonais. Estávamos esperando essa tal mudança hormonal para ver se as coisas melhoravam. As semanas passaram, e, por um bom tempo, os hormônios foram sufocados pelos conflitos diante de outras mudanças tão mais evidentes.

Como temos capacidade de nos adaptar a mudanças muito mais complicadas, com o tempo, nos acostumamos com o fato de eu ter me transformado em **mãe**. Ficamos mais à vontade com a barriga grande, e eu me esqueci da aparência estranha da minha vulva. Isso abriu espaço para os hormônios se manifestarem. Não é que o tesão voltou e voltamos a ter uma vida sexual normal, apesar de todas as mudanças?

Para a barriga, existem muitas posições que não trazem desconforto, é só ter imaginação. A vulva estranha é sempre mais molhada, facilitando a penetração. E a sensibilidade aumentada ajuda muito na hora de chegar ao orgasmo. O bebezinho não atrapalha nessa hora. Pelo contrário, comporta-se bem!

É inevitável imaginar como nosso filho se sente quando o pênis o empurra para cima, ou se os movimentos de "vai e vem" mais bruscos irão assustá-lo, mas tudo é uma questão de adaptação. Se estamos felizes e relaxados, ele também deve se sentir bem. A frequência é menor, mas a qualidade continua a mesma.

Conflitos psicológicos surgem por qualquer motivo na gravidez e, sexualmente falando, eles são muitos. Para mim, não foi fácil mudar a imagem da mãe casta e pura. Mães ideais não fazem sexo, pelo menos não "sexo animal". Podem fazer um "papai e mamãe" esporádico e olhe lá! Duvido que existam muitas pessoas que consigam imaginar suas mães cheias de tesão e completamente entregues aos prazeres do sexo!

O problema é que, no caso, a mãe era eu! Como poderia me encher de desejos e fantasias sexuais estando prestes a carregar meu filhinho lindo e meigo no colo? Como poderia macular essa imagem de mãe de propaganda de margarina com os desejos sexuais que povoavam minha mente? Não sei como é para as outras mulheres, mas, para mim, que não tive uma criação muito liberal, todas essas questões são muito delicadas.

Para amenizar minhas maluquices, conversava muito com o Rodrigo (santo homem, esse Rodrigo!). Falava que me sentia inibida de ter impulsos sexuais intensos por medo da minha própria reação e por medo de que ele achasse que escolheu uma devassa para ser a mãe de seu filho!

É certo e sabido, há muito tempo, que vários homens escolhem mulheres com perfis diferentes: uma para ser esposa e a mãe de seus filhos e outras para serem amantes e realizarem suas fantasias sexuais. Não é certo nem moralmente aceitável, mas muitos homens faziam isso no passado e muitos continuam fazendo nos dias de hoje. Ninguém pode negar.

Chegaríamos a um acordo, eu acabaria aprendendo a lidar com esses dois lados tão distintos que faziam parte da minha personalidade naquele momento. Não podia deixar de ser mulher para ser apenas mãe. Precisava me ajustar a todas essas mudanças, nem que para isso eu tivesse que triplicar o número de sessões semanais com meu psicólogo.

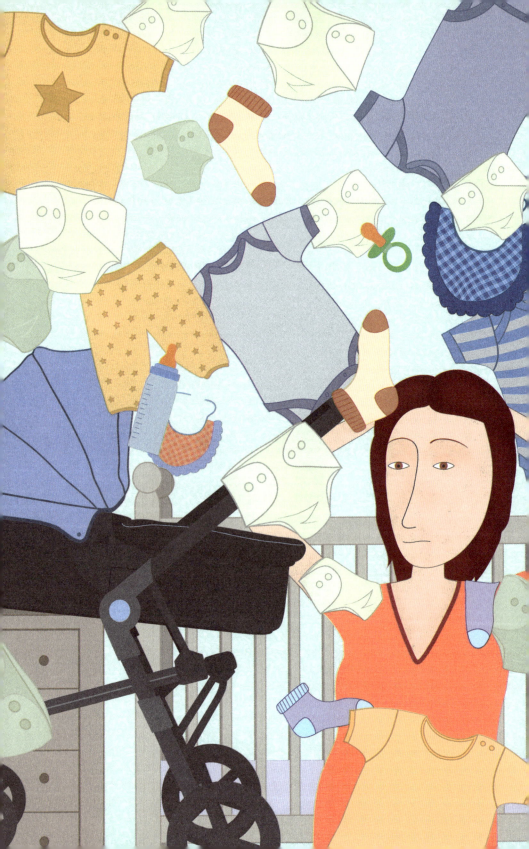

CAPÍTULO 21

# Fatos banais, mudanças para toda a vida

**Visitei meus pais** e familiares quando estava na 21ª semana de gestação. Viajei sozinha, porque os plantões e compromissos do Rodrigo o impediram de ir comigo. Viajar sozinha quase nunca é bom, principalmente quando são horas de voos, escalas, conexões e esperas em aeroportos, como é o meu caso. Essa viagem solitária me fez refletir sobre muitas coisas, sobre as mudanças que a minha vida estava sofrendo com a gravidez e sofreria depois que o Gabriel nascesse. Era difícil me ver no meio de todas essas mudanças, era difícil deixar a vida que eu conhecia para viver algo novo e completamente diferente de tudo que vivi.

Difícil não significa ruim. Eu não achava que essas mudanças me fariam uma pessoa infeliz, muito pelo contrário; mas, mesmo quando sabemos que as mudanças são boas, nos sentimos inseguros e assustados. Mudanças são mudanças e elas andam de mãos dadas com as incertezas que encontramos diante do desconhecido.

Marquei essa viagem para passar meu aniversário de 31 anos com a minha família, porque, se há uma festa que eu gosto de comemorar, é o meu aniversário. Não há Natal, *réveillon*, Páscoa ou qualquer outra data comemorativa que eu espere mais, que eu planeje mais. A sensação que tenho é de que o ano só acaba e o outro se inicia depois que faço aniversário. Foi assim até eu me ver no papel de mãe.

Esse aniversário passou quase em branco, nem eu mesma me lembrei que essa data tão importante havia chegado. Todo mundo só queria saber do Gabriel, todos os jantares que os amigos fizeram para me encontrar foram para me ver grávida e saber notícias do mais novo membro da família.

Na véspera do meu aniversário, jantávamos na casa de uma grande amiga e convidei-a para ser madrinha do Gabriel. O jantar e as fofocas se estenderam noite adentro e, mesmo passando da meia-noite, ninguém se tocou que meu aniversário havia chegado, nem eu mesma. Despedimo-nos, saímos e, quando estávamos chegando em casa, meu pai me deu os parabéns. Percebi, naquele momento, que estava muito mais empolgada e preocupada com as coisas do bebezinho, que ainda nem tinha nascido, do que com meu aniversário.

Todos os presentes que ganhei de aniversário foram para ele, todas as coisas que comprei também eram para ele. Mais uma vez, assumi que nada seria como antes na minha vida. Queria dividir a minha gestação com as pessoas queridas – não foi fácil passar por tantos momentos e tantas mudanças longe da família. Queria dividir cada dia e cada descoberta da gravidez com eles, mas como isso não era inteiramente possível, fazia de tudo para que os poucos momentos que passávamos juntos fossem vividos intensamente.

Havia muitas coisas para ver e fazer com minha mãe. Não nos víamos desde o começo da gravidez. Dessa vez, eu estava gravidíssima, barriga grande e tudo mais. Todos me achavam linda (todo mundo acha mulher grávida linda), todos queriam me paparicar.

Eu precisava comprar as coisas que deixariam tudo muito mais real, as coisas que nos fariam ver o Gabriel se materializando em nossas vidas. Comprar berço, cômoda, armário, *kit* de berço e muitas outras que ainda nem sabia para que serviriam. Não foi uma tarefa simples fazer todas essas compras. Primeiro, porque são muitos itens para ver e escolher; segundo, porque eu nunca tinha comprado nada de bebê e nem tinha a menor ideia de como fazer. Era como começar uma nova vida, descobrir coisas importantes onde antes não havia qualquer interesse.

Nas primeiras lojas, nem sabia o que procurar! Aos poucos, fui descobrindo o básico. Um berço, uma cômoda (serve para trocar o bebê em cima) e uma cadeira de amamentar são os itens essenciais, mas, para deixar o quarto completo, é bom ter a cama da babá (que depois passará a ser do bebê quando ele estiver maior), um guarda-roupa, vários *kits* que compõem o quarto (higiene, farmácia, berço, etc.), banheira, carrinho de passeio e bebê-conforto (de preferência os que servem para o carro também).

Descobrir quais itens um bebê necessita não é o mais difícil, o problema mesmo é entender todas as variantes que cada um apresenta. Se me contassem, antes da gestação, jamais acreditaria que me transformaria em uma mãe tão interessada por cada detalhe da vida de um bebê. Um ano antes da gestação, eu estava preocupada com roupas, festas, decoração da minha casa (muitos objetos que, com certeza, seriam quebrados pelo Gabriel), plantões, congressos. Bebês não passavam pela minha cabeça, pelo menos não de uma maneira tão real.

O berço pode ter a lateral móvel e pode ter estrado com mais de uma altura para ser ajustado conforme a idade e o tamanho do bebê.

E os berços não têm o mesmo tamanho, podem ter o padrão americano, que é maior, ou um padrão menor que nem me lembro mais como se chama. Sem contar que é preciso estar atenta a padrões de segurança, como bordas arredondadas, distância entre as madeiras que formam a gradezinha, pintura atóxica, etc. Eu precisava fazer um curso para aprender tudo isso. Pensava que era só chegar, ver, gostar e pedir para embrulhar... Grande equívoco!

O carrinho de passeio tem mais variantes e opções que um automóvel. Pode ter vários tamanhos, vários tipos de rodas, vários sistemas de travas, montagens e desmontagens.

Os *kits* também são um mistério. Para que serve uma garrafa térmica que fica em cima da cômoda? Para que servem todos aqueles potes, uns com tampa, outros sem tampa? Para que servem todas aquelas almofadas que compõem o *kit* do berço?

Tudo é muito colorido. São tantas cores, tantos bichinhos, tantos desenhos, que depois de 3 ou 4 horas tudo parece exatamente igual. Já não conseguia saber a diferença entre os berços, os artigos de decoração, os papéis de parede. Todos os carrinhos se pareciam, todas as almofadas passaram a ter a mesma estampa.

Era para ser apenas uma viagem para comemorar meu aniversário e rever a família. Eram para ser somente compras para decorar o quarto de um bebê que estava a caminho, mas ter um filho deixa as coisas muito complexas.

Foram essas pequenas coisas do meu dia a dia que me mostraram como eu estava mudando, como estava, aos poucos, me tornando mãe da criaturinha maravilhosa que crescia dentro de mim. Tudo passou a existir em função dele. Eu nunca mais estaria sozinha, meus pensamentos nunca mais seriam apenas meus.

Tudo isso é muito mágico e mexe muito com a gente.

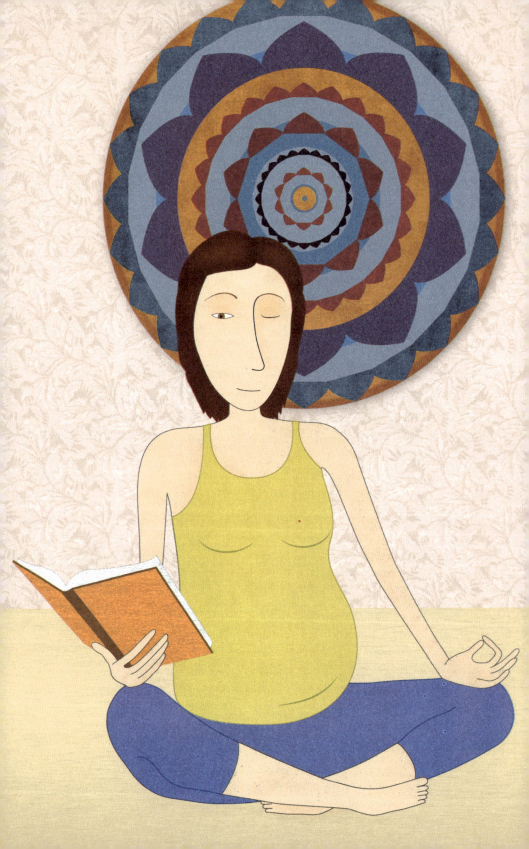

CAPÍTULO 22

# Adoro estar grávida. Pena que só tenho mais alguns meses para curtir a barriga

*25ª à 28ª semana de gestação*

O SEGUNDO TRIMESTRE é mesmo uma de lua de mel com a gestação, como todos os livros e mulheres relatam. Ficamos mais estáveis física e emocionalmente. Qualquer coisa que você precisar programar durante a gestação, tente marcar para essa época. Uma viagem, um casamento, tudo vai ser mais fácil se for realizado nesse período.

Dividimos a gestação por períodos, e os trimestres são assim classificados:
- primeiro: do início até a 14ª semana;
- segundo: da 15ª à 28ª semana;
- terceiro: da 29ª à 40ª semana.

Sentia-me tão disposta que quase não acreditava que as coisas estavam sendo simples assim. Resolvi começar a fazer tudo que uma gestante tem direito: ginástica, RPG, drenagem linfática, sessões de fisioterapia que preparam para o parto vaginal, exercícios de relaxamento, e intensifiquei a terapia.

Trabalhei sem qualquer problema ou desconforto, só não realizava cirurgias muito longas, porque tinha quedas de pressão e hipoglicemia (acho que o Gabriel não gostava muito de centro cirúrgico).

O maior problema é que as coisas específicas para as grávidas têm horários que só quem não trabalha consegue fazer. As aulas de ioga eram das 9 às 11 horas da manhã e a hidroginástica era das 8 às 10 horas. Como podia trabalhar e fazer essas coisas ao mesmo tempo? Deve ser bom demais poder se dedicar apenas à gravidez. Trabalho todos os dias das 7h30 às 11h30 e das 14h às 18h. Faço seis plantões noturnos por mês e, algumas vezes, esses plantões são aos fins de semana. Sem contar pacientes que precisam ser atendidas fora do horário do consultório por algum problema urgente. Pelo menos aqui onde moro, enquanto estava grávida, não consegui acertar os horários para ser uma gestante dedicada.

O mais importante é a organização. Há sempre um jeito de resolver as coisas, o que não pode é ficar sentada, lamentando a falta de tempo. A grávida precisa se exercitar e se distrair; é um momento para cuidar de si e para curtir a barriga que não durará para sempre.

Consegui fazer quase tudo, principalmente depois de encontrar profissionais que atendiam em domicílio, em horários alternativos. O ruim era que todas as minhas atividades eram solitárias. Não participei de grupos de gestantes, que são maravilhosos para trocar experiências (trocava experiências com minhas próprias pacientes no consultório, o que não foi ruim, mas deixava minhas consultas muito mais demoradas e quase sempre atrasadas). Não descuidei da alimentação, estava sempre de olho no que comia, para não exagerar. Pesava-me regularmente, para ter controle dos quilos a mais (não é porque a barriga está cada vez maior que a quantidade de alimentos tem de aumentar). Uma dieta balanceada, sem muitos doces, frituras e gorduras, é obrigatória. Se você puder ter o acompanhamento de um nutricionista, melhor ainda, pois facilita muito a nossa vida. Se não der, peça uma ajudazinha para seu obstetra, que, com certeza, terá prazer em orientá-la.

Fazer todas essas coisas é tão importante quanto ir às consultas mensais de pré-natal. Gestação não é doença, mas, se não tivermos os cuidados necessários, ela pode causar muito transtorno e muito incômodo.

Queria fazer tudo calmamente; procurava não me estressar e, também, realizar coisas prazerosas. Achava que, dessa forma, passaria todos esses bons sentimentos para o Gabriel. Sei que isso não é fácil, a vida, às vezes, não permite essa tranquilidade toda, mas, como fui privilegiada, aproveitei.

Essa também é uma ótima hora para intensificar a participação do pai. Nessa fase, o bebê se mexe muito e esses movimentos são percebidos durante todo tempo, principalmente à noite, e qualquer um pode ver e sentir. O pai gostará de saber que você o quer presente.

Eu tentava dividir tudo com o Rodrigo. Quando ele estava perto, colocava sua mão várias vezes na minha barriga, fazia ele perceber cada movimento. Sempre pedia para ele cantar para o Gabriel, valorizava cada palavra que ele falava, principalmente quando se referia ao nosso filho. À noite, quando os bebês ficam mais agitados, tentava dormir de "conchinha" ou de outro jeito que o Rodrigo ficasse em contato com a barriga; assim, ele percebia os movimentos e sentia que o Gabriel realmente existia e estaria sempre conosco. Não espere que eles se aproximem por livre e espontânea vontade. Os homens, muitas vezes, não têm essa sensibilidade. Precisamos dar um empurrãozinho.

Foi até engraçado. No começo, ele ficava meio desconfortável em conversar com uma barriga, mas, com o tempo, foi ficando mais e mais à vontade. Percebi que ele estava se sentindo cada dia mais grávido, pois via a barriga grande e sentia o Gabriel se mexer. Sabia que ele só se sentiria 100% pai quando nosso filho nascesse, mas cada experiência que compartilhávamos aumentava nossa cumplicidade.

Os pais não têm como saber o que é gerar um bebezinho. Cabe a nós fazê-los participar ativamente dessa história. Muitas vezes, colocava o travesseiro do Rodrigo ao lado da minha barriga, para ele dormir abraçado a ela. Então, ficava só olhando a reação dele, quando o Gabriel fazia algum movimento. Sentia como se realmente nossa família estivesse se formando a partir desses pequenos atos de carinho.

Para quem não pensou em como o bebezinho iria nascer – o que duvido –, essa é uma boa hora para começar a tirar as dúvidas sobre o parto. Agora que o bebezinho estava lá dentro, teria de sair de algum jeito. Contra isso, nada poderíamos fazer!

Sei que parece ridículo, mas eu tinha **medo do parto**. Acho que todas as mulheres sentem esse medo. Umas mais, outras menos, mas todas sentem um frio na barriga quando pensam no parto. Não fui diferente de ninguém.

Queria que a gravidez durasse mais alguns meses. A gestação estava se aproximando das 40 semanas, mas ainda não me sentia preparada para ter um filho fora da minha barriga. Foi difícil me acostumar à ideia de ter uma pessoa crescendo dentro de mim, à barriga que deixou meu corpo tão diferente, não era justo ter de me preparar para o final de todo esse processo, assim, tão rápido. Nove meses não é tanto tempo quanto parece.

Estava muito bem como gestante. Sentia-me à vontade com a barriga e estava tirando de letra os problemas e as limitações que me foram impostos pelas mudanças. Teria de mudar tudo de novo? Mais mudanças, mais incertezas, mais conflitos. Com tudo isso, as gestantes têm direito e motivos de sobra para serem sensíveis e choronas.

Só existem dois jeitos de o bebê nascer: parto vaginal ou cesariana. O parto cesáreo é muito mais cômodo para todo mundo (principalmente para o médico, é claro!) e combina muito mais com a agitação da vida moderna. Você encontra seu obstetra (de preferência no início do pré-natal, para todos terem mais tempo de se organizar), escolhe um dia que seja melhor para ambas as partes, vai ao hospital, reserva o quarto e avisa todas as pessoas que realmente interessam. Depois, é só acertar os detalhes e marcar hora no salão de beleza, porque, afinal de contas, você vai querer estar linda, com as unhas feitas, os cabelos cortados. Tudo tem de estar perfeito para as fotos. Sim, as fotos...

Hoje, as maternidades têm fotógrafos que fazem *books* da cesariana. Fotos antes, durante e depois. Você sempre linda, serena e, de preferência, maquiada. Um dia para ser lembrado e relembrado por toda a vida. Tudo simplesmente perfeito.

Normalmente, a cesariana é marcada com 39 semanas, para não correr o risco de entrar em trabalho de parto "fora de hora" e sentir dor "à toa". Com a gestação bem datada, por que esperar as 40 semanas se o bebê já é considerado a termo com 37?

A cesariana expõe a mãe a uma cirurgia desnecessária, essa é a verdade. Apesar de ser uma cirurgia com poucos riscos e complicações, é uma cirurgia de grande porte, em que são cortadas sete camadas da barriga da mulher. Em uma cesariana, a paciente perde o dobro de sangue que perderia em um parto vaginal e os riscos de infecção e complicações são muito maiores nesse tipo de parto.

Mesmo que um pré-natal benfeito dê condições para saber quando o bebê pode nascer, essas previsões são teóricas. Apenas quando o trabalho de parto se inicia, temos, realmente, certeza de que o bebê está pronto para nascer. Por isso, nada é mais sábio que esperar a natureza agir.

Poucas pessoas têm paciência para esperar um parto vaginal, o que tem banalizado os riscos do parto cesáreo. Parto vaginal requer tempo e disponibilidade de todos os que estão envolvidos nesse processo. A vida não é mais tão natural quanto deveria ser.

As coisas são incertas durante um parto vaginal. Você pode entrar em trabalho de parto a qualquer hora do dia ou da noite. Talvez, as pessoas não estejam tão disponíveis para ajudar se as dores começarem às três horas da manhã, e isso faz alguns preferirem transformar a hora de nascer em um momento friamente calculado e artificial.

De madrugada, é mais difícil achar um fotógrafo ou uma manicure e muito mais difícil fazer poses lindas e serenas enquanto estiver sentindo as contrações ou fazendo força. Muitas mulheres valorizam esses detalhes ao invés de escolher o que realmente é melhor para elas e para o bebê. Hoje em dia, todos preferem as opções mais cômodas e mais modernas, mesmo que elas custem mais. Só que, nesse caso, elas podem custar complicações e riscos para a mãe e o bebê.

Outro fator importante e pouco comentado é o financeiro. Ninguém trabalha à noite ou nos fins de semana pelo preço que trabalha de dia, em horário comercial. Se a mulher entrar em trabalho de parto nesses horários não comerciais, provavelmente pagará mais caro pelo parto caso não tenha plano de saúde. O médico, o hospital, o fotógrafo, todos estão trabalhando e recebem adicional noturno e coisas do gênero; por isso, agendar o nascimento é economicamente mais interessante.

Um trabalho de parto vaginal demora algumas horas. Geralmente, algo entre 12 e 24 horas, raramente menos que 6. Já uma cesariana dura, em média, 45 minutos. Os médicos recebem o mesmo valor dos planos de saúde para fazer os dois tipos de parto – outra razão que influencia o médico a não estimular o parto vaginal. Durante todo o tempo em que a paciente está em trabalho de parto, o médico tem seus demais compromissos comprometidos e deixa de ganhar o valor das consultas agendadas naquele período. O consumismo e o capitalismo estão presentes até na hora do nascimento.

O parto vaginal é o mais natural que existe. Foi assim que Deus resolveu que as crianças nasceriam e, por isso, é a maneira mais perfeita de se chegar ao mundo. Os riscos são mínimos, tanto para a mãe como para a criança. Quando uma mulher entra em trabalho de parto espontaneamente, é porque tudo está pronto. O bebê está em condições plenas de nascer e está recebendo todos os estímulos da maneira mais gradativa e eficiente que existe.

É claro que estou falando de gestações normais de baixo risco, sem alterações no pré-natal e sem qualquer patologia associada. No parto vaginal, a criança participa ativamente do processo de nascimento, com menores riscos de complicações, principalmente pulmonares.

O medo da dor e a falta de paciência desestimulam o parto vaginal. Ninguém quer sentir dor, principalmente a dor do parto, que todos dizem ser terrível. Paciência é um artigo de luxo para as gestantes no final da gestação. Tudo incomoda, não é fácil ficar esperando a hora de o bebê nascer, principalmente porque essa tal hora pode ser a qualquer momento entre a 38ª e a 42ª semana.

Teoricamente, podemos esperar que o parto aconteça naturalmente até 42 semanas, sem riscos, se for feito um acompanhamento obstétrico adequado. Quem aguenta esperar 42 semanas? Já é difícil para a maioria das mães, dos pais e dos familiares entender como 9 meses são 40 semanas (expliquei esse dilema no início do livro), imagina como é complicado explicar para todo mundo que 42 semanas pode ser o tempo normal de uma gestação?

Todos esses detalhes sobre o parto devem ser esclarecidos com o obstetra que está acompanhando o pré-natal. Nenhuma dúvida deve ficar no ar. Todos os medos, ansiedades e preocupações a respeito do parto devem ser resolvidos nos meses seguintes de gestação. Não deixe para a última hora! Pesquise tudo, pergunte para mulheres que já passaram por isso, fique craque nos tipos de parto, para que você possa decidir, junto ao seu médico, o melhor tipo para você e seu bebê. Essa deve ser uma escolha da mãe (sempre respaldada pelo obstetra, é claro).

Preparei-me desde o início da gestação para ter um parto vaginal. Tinha muito medo de, por algum motivo, precisar ser submetida a uma cesariana. Sei que médicas normalmente programam suas próprias cesarianas, tornando tudo mais simples. É muito mais fácil cancelar as agendas do consultório e das cirurgias se a data do parto estiver certa. Não existem muitas incertezas em relação à cesariana, a menos que aconteça algum imprevisto.

O parto vaginal é, por si só, um imprevisto. São semanas de esperas e incertezas. Da 38ª à 42ª semana, todos têm de ficar alertas e a vida de ninguém para por tanto tempo, só a sua. Todos estarão realizando suas rotinas diárias, com algumas ressalvas, mas praticamente sem alterações. Quando as dores começarem, será aquela correria para todo mundo.

Ter um parto vaginal era meu sonho. Eu não via o Gabriel nascendo de outra maneira. Podia ser que, em algum momento, eu mudasse de ideia, mas estava empenhada em realizar esse desejo.

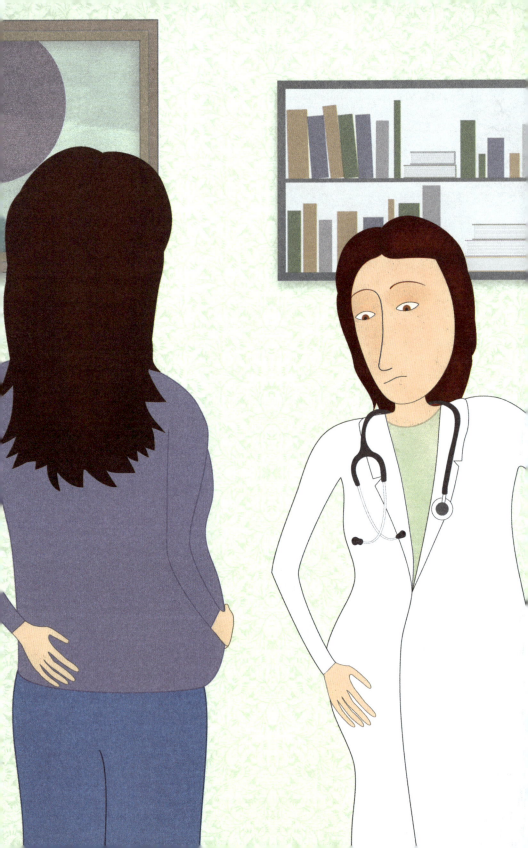

CAPÍTULO 23

# Desconforto normal ou um problema real?

*29ª à 32ª semana de gestação*

CHEGAR À 29ª semana teve um significado muito importante para mim. Com 29 semanas, o bebê está pesando mais de 1.000 g, seus órgãos e sistemas estão em uma fase muito avançada do desenvolvimento e entramos no terceiro e último trimestre de gestação. É a partir dessa data que começo a tranquilizar minhas pacientes com alto risco de parto prematuro.

Pacientes com patologias graves, como pré-eclâmpsia, diabete descompensada, cardiopatias, gemelares discordantes, entre muitas outras, possuem grande risco de terem partos prematuros. Quando essas gestações de risco completam 29 semanas, é uma alegria para todos, porque, apesar de muito pequenos e imaturos, com os recursos neonatais que possuímos hoje, os bebês têm grandes chances de sobreviver sem sequelas.

Qualquer parto antes de 29 semanas, quando o feto tem menos de 1.000 g, apresenta riscos e complicações neonatais muito graves.

Claro que nenhum médico ou paciente deseja um parto com essa idade gestacional. Esses são casos extremos e de muita gravidade.

Estar com 29 semanas me deixava mais tranquila. Eu sabia que qualquer coisa que acontecesse a partir desse período seria mais fácil de resolver e provavelmente teria uma solução satisfatória. Era óbvio que não queria ter um filho prematuro, por isso minha cabeça ficava a mil e todas as complicações possíveis em uma gravidez passavam por ela todas as noites. Às vezes, me pegava pensando em algumas pacientes das quais precisei fazer o parto prematuramente e ficava feliz de lembrar que a maioria ficou bem, com seus filhos nos braços, depois que eles tiveram alta da UTI neonatal.

Nessa fase, meu útero começou a contrair muito. Tinha medo de também ter um parto prematuro. Sabia que era coisa da minha cabeça, mas minha mãe teve todos os partos prematuros e cismei que o meu seria prematuro também. Coisa de gente meio maluca, eu acho.

Sei que as contrações uterinas são normais quando leves e irregulares. Essas são chamadas contrações de Braxton Hicks e não aumentam a chance de parto prematuro. Elas podem acontecer até quatro vezes em uma hora e não há motivos para preocupação, pois são alterações normais da gravidez. Eu estava pronta para senti-las, mas não imaginei que fossem tão fortes e tão frequentes. Acho que, muitas vezes, menti para minhas pacientes, dizendo que essas contrações não incomodavam. Descobri que elas realmente não incomodam na teoria, mas, na vida real, é outra coisa.

Nessa mesma época, o Gabriel começou a se mexer como um louco. Meu Deus! Nunca pensei que um bebezinho tão pequenininho pudesse se mexer e chutar tanto! O dia todo, onde quer que eu estivesse, ele queria se mostrar presente e, para isso, me cutucava. É muito bom sentir o bebezinho se mexer, principalmente porque, dentro da barriga, o feto tem o mesmo comportamento que a criança. Se eles estão se mexendo, brincando, correndo, chutando, é porque estão bem. Criança parada é criança doente, e na barriga não é diferente. Todos os movimentos que percebia, mesmo quando me incomodavam, eram sinais de que meu pequeno Gabriel estava bem, e isso me deixava muito feliz.

A diminuição dos movimentos fetais é um sintoma que nunca deve ser ignorado. Se o bebê se mexer menos, ele pode estar com algum problema. Para saber se tudo está bem, você pode fazer o mobilograma. Apesar do nome esquisito, esse teste é supersimples e ajuda muito. Após se alimentar, deite com a mão na barriga (de preferência do lado esquerdo) e conte quantas vezes seu bebê se mexe em 1 hora. Ele deve se mexer seis vezes ou mais. Caso não o sinta se mexer seis vezes, repita o teste. Se ele se mexer seis vezes em menos de uma hora, pode parar de contar, porque tudo está muito bem; mas se depois de 2 horas os movimentos não estiverem como o esperado, procure seu médico, e ele realizará testes mais específicos para avaliar o bebezinho.

Outros sinais de problemas também são importantes:

- Perda de líquido pela vagina (a bolsa pode ter se rompido): o líquido amniótico é transparente como água e tem um odor muito parecido com água sanitária. Normalmente, quando a bolsa se rompe, uma grande quantidade de líquido é extravasada pela vagina. Costuma acontecer de repente, escorre pelas pernas ou molha a cama. Fique atenta, porque a vagina da mulher grávida tem muito mais secreção que a de uma não grávida e, às vezes, essa secreção é tão abundante que chega a molhar a calcinha (não molha o chão ou a cama, mas deixa a calcinha e o fundo da calça úmidos). Se for um corrimento branco ou um "catarro", provavelmente não é o líquido da bolsa, porque este é claro como água. Na dúvida, procure o médico.

- Dores de cabeça e pontinhos brilhantes na visão (sua pressão pode estar aumentando): pressão alta é uma coisa muito séria durante a gestação. Pode levar a uma doença grave chamada pré-eclâmpsia. Fique atenta. Outro sinal de pré-eclâmpsia é o edema. Se você estiver muito inchada, fique de olho na pressão. De preferência, vá a algum lugar em que você possa medir sua pressão dia sim, outro não. Se a pressão estiver normal, o inchaço não será um problema, mas não pode bobear.
- Dor ou ardência para urinar (pode ser infecção urinária): a infecção urinária é muito mais comum durante a gestação que fora dela. É uma infecção grave, que deve ser tratada imediatamente pelo grande risco de levar a um parto prematuro e a outras complicações. Seu médico deve ser avisado o quanto antes se uma dor no final da urina aparecer, mesmo que não tenha febre.
- Uma perna inchada ou muito dolorida (pode ser trombose): mulheres grávidas têm chance aumentada de apresentar trombose nas pernas, por causa de algumas mudanças sofridas pelo organismo. Não é um inchaço qualquer. Normalmente, aparece apenas em uma perna, não melhora ao longo do dia e tem uma piora progressiva. Qualquer dúvida, saiba onde encontrar seu obstetra.
- Sangramento pela vagina: durante toda a gravidez, qualquer sangramento nos preocupa, mas se ele acontece em pequena quantidade e não é acompanhado de dor, provavelmente tudo está bem. O colo do útero, durante a gestação, passa por muitas mudanças, e essas mudanças o deixam sensível. Qualquer toque pode causar um sangramento discreto, indolor, que dura até 24 horas. Após relações sexuais, evacuação com esforço ou mesmo depois de um exame ginecológico, um sangramento pequeno e indolor pode acontecer. Se o sangramento não aumentar e você não sentir dor, observe durante 24 horas como ele ficará. Se ele diminuir grada-

tivamente ou ficar apenas como uma borra de café, tranquilize-se. Caso o sangramento aumente ou apareça uma dor do tipo cólica na barriga, procure o médico imediatamente.

- Contrações: as contrações do trabalho de parto são diferentes das contrações de Braxton Hicks, normais na gravidez. Uma vez iniciado o trabalho de parto, as contrações não param, ficam cada vez mais regulares e em intervalos mais curtos. Até quatro contrações em 1 hora é normal e não significa trabalho de parto. Para que o útero tenha dilatação, na fase ativa do trabalho de parto, é preciso que ele se contraia, de maneira regular, pelo menos uma vez a cada 3 minutos. Na dúvida, já sabe: peça socorro ao seu médico, ele poderá diferenciar as contrações normais do último trimestre das contrações do parto.

Graças a Deus, não tive qualquer problema durante a gestação. Sentia-me tão bem e tão disposta que era difícil me comportar e ser uma grávida tranquila. Não sou tranquila, gosto de agitação e não sei ficar parada.

Como me sentia superbem, achei que seria uma boa ideia participar das quatro noites de micareta da minha cidade. Foi o máximo brincar o carnaval com a barrigona à mostra. Todos ficavam espantados quando me viam pulando. Todos se preocupavam, me senti superpaparicada.

Não é preciso abrir mão das coisas que se gosta apenas por estar grávida, basta fazer uma adaptação aqui e outra ali que tudo dá certo. Se estiver tudo bem, com responsabilidade e orientação médica, podemos fazer tudo que estávamos acostumadas. A gestação não precisa ser um fardo pesado e difícil de carregar. Precisamos ter noção de que nosso corpo não é o mesmo, de que sentiremos coisas diferentes, mas a maior parte delas é normal para uma mulher grávida.

Falta de ar é absolutamente normal. É como se não houvesse espaço suficiente para respirar. Os pulmões são comprimidos pelo útero cada vez mais volumoso e não conseguem se expandir como antes. Não se desespere. Pare, sente, espere um pouco. A sensação ruim passará mais rápido do que você imagina, pois quanto mais você se preocupar, mais ansiosa ficará e mais difícil será retomar a respiração normal.

Dores nas costas também fazem parte da vida da gestante. Uma hora ou outra você sentirá uma dorzinha (ou uma dorzona). A coluna sofre algumas adaptações para que nosso equilíbrio seja mantido, e uma delas é o aumento da curvatura no final da coluna (coluna lombar). Sem isso, perderíamos o equilíbrio e cairíamos de cara no chão quando a barriga ficasse maior.

O aumento dessa curvatura (hiperlordose), associado ao aumento de peso, faz as grávidas terem dores nas costas. Os remédios aliviam, mas essas dores não desaparecem. O melhor tratamento é a fisioterapia, que melhora a postura, fortalece a musculatura da coluna e ajuda nosso corpo a sofrer menos com as mudanças causadas pela barrigona.

Algumas grávidas sentem um formigamento nos braços e nas mãos. Isso não é motivo de desespero, são aquelas mudanças na curvatura da coluna que causam esses problemas. O aumento da curvatura no início da coluna (coluna cervical) pode causar a compressão dos nervos dos braços, ocasionando esses desconfortos. Mais uma vez, a fisioterapia, com alongamentos e exercícios de fortalecimento, é a nossa salvação.

Varizes nas pernas podem aparecer pelo aumento da pressão nas veias que conduzem o sangue das pernas para o coração (é mais difícil o sangue voltar ao coração, porque a barrigona comprime essas veias). Para evitá-las, é importante ter um controle de peso adequado, fazer exercícios regulares, evitar salto alto e, se houver necessidade, usar meias elásticas de média compressão.

Outra coisa chata (muito chata) que pode aparecer nesse período da gestação é a incontinência urinária de esforço. Você pode começar a perder urina ao tossir, espirrar ou fazer outro esforço qualquer. Isso acontece pela distensão da musculatura pélvica, que deixa a bexiga no lugar e é responsável pela continência urinária. Na maioria das vezes, esse é um sintoma transitório, que melhora depois do nascimento do bebê. A fisioterapia é indicada também para esses casos, pois ajuda a fortalecer a musculatura pélvica, evitando a incontinência e melhorando as condições para um parto vaginal sem problemas futuros.

Nada como estar grávida para sentir na pele todas essas mudanças.

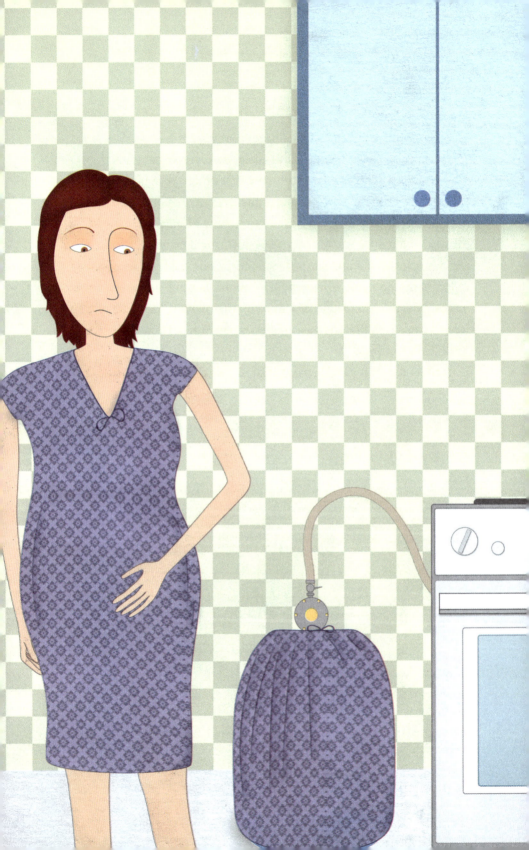

CAPÍTULO 24

# Será que todas as grávidas se sentem lindas?

*33ª à 36ª semana de gestação*

Esteticamente, esse é um período complicado. Por mais que tenhamos controlado o peso até agora, a barriga traz uma mudança absurda para o nosso corpo. Não estou falando das gordurinhas a mais, estou me referindo à própria barriga mesmo. Ela fica cada dia maior e as roupas passam a não ficar tão elegantes como antes.

No início, quando a barriga começa a crescer, é aquela empolgação. Saímos, fazemos compras, renovamos o guarda-roupa para ficarmos cada vez mais lindas nesse momento tão especial. Já quase no final, aquelas roupas não servem mais e comprar roupas novas para serem usadas apenas mais um mês é um desperdício (pelo menos para quem não tem dinheiro sobrando).

Fiquei tão empolgada com as coisas do Gabriel, com suas roupinhas e seu quartinho, que quando tinha de escolher entre comprar algo para mim ou comprar mais uma roupinha para ele, não tinha dúvidas: esquecia de mim rapidinho.

Sei que é difícil ter mais esta preocupação, mas as grávidas não deveriam ficar desleixadas. Cuidar do visual faz bem para nós mesmas e também para o marido. Ninguém merece uma mulher relaxada!

Confesso que engordei mais do que gostaria no final da gravidez e isso mexeu um pouco comigo. Não queria que uma coisa banal como essa atrapalhasse a felicidade que eu sentia em saber que meu filho estava a caminho, mas não conseguia ficar feliz em me ver gorda. Acho que nenhuma mulher gosta disso.

O ideal é engordar de 9 a 12 kg durante toda a gestação (se seu peso estava dentro do normal antes de engravidar). Que mulher fica feliz em engordar 12 kg? Sabia que era por uma boa causa, mas passei minha vida inteira controlando meu peso e minhas medidas, não conseguia deixar de me preocupar com isso. Será que meu corpo voltaria ao normal depois de acumular todo esse peso?

Engordei 12 kg e ainda faltavam 4 semanas para o final da gravidez. Isso me deixava ansiosa e, ansiosa, ficava com mais vontade de comer. Sabia que ficar desesperada não resolveria nada, então tentava não pensar muito nisso.

Com o aumento de peso, vem o fantasma das estrias, que são grandes vilãs dessa fase.

O peso a mais pode sumir, as celulites, podemos derrotar, mas as estrias ficarão para sempre; a ruptura da pele é irreversível. Nossa única arma é a prevenção.

As estrias são causadas por um estiramento excessivo da pele, que chega a seu limite e "rasga". Precisamos evitar a todo custo esse estiramento e ao mesmo tempo deixar a pele mais resistente.

Não ganhe peso muito rápido, a pele não consegue acompanhar um aumento repentino da tensão. Se o ganho de peso for gradativo, ela vai se esticando aos poucos e os riscos de estrias são menores.

O estiramento da pele, mesmo que gradativo, tem um limite, por isso cuide para evitar o excesso de peso.

Hidratar a pele é fundamental para que ela tenha mais resistência. Vale creme, óleo, loção em abundância.

Olhava-me no espelho e, às vezes, não acreditava que meu corpo tinha mudado tanto. Meu útero, que era do tamanho de um copo pequeno (100 mL, mais ou menos), comportava uma criança de quase 3 kg! É simplesmente inacreditável e maravilhoso ao mesmo tempo.

Não me sentia bonita com essa barriga. Podia estar satisfeita, feliz, emocionada, mas bela não conseguia me sentir. As outras pessoas podem achar toda mulher grávida radiante, bonita, mas eu me sentia um botijão de gás com aquela capinha de babados. Nada atraente.

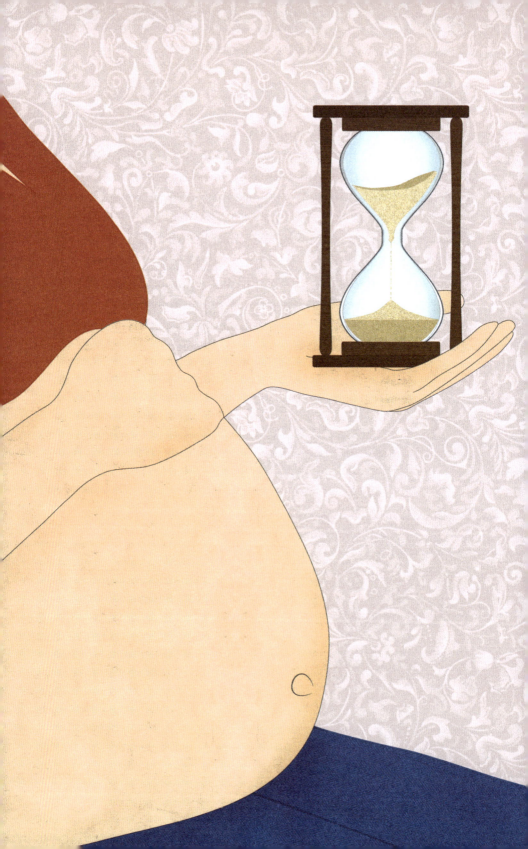

CAPÍTULO 25

# Últimas semanas

Com 37 semanas, o bebê deixa de ser prematuro e está completamente preparado para nascer. Possui todas as funções para viver adaptado a este mundo. Ele fica da 37ª à 40ª semana ganhando peso, mas sem grandes transformações em seus órgãos e tecidos.

A idade gestacional média para o nascimento são 40 semanas e isso significa que a maioria – não todas – das mulheres entra em trabalho de parto nessa época. Não há como ter certeza de quando será a sua hora. O parto deve ocorrer entre 2 semanas antes e 2 semanas depois da data marcada para completar 40 semanas. Como a data provável do meu parto era 3 de outubro, do dia 19 de setembro ao dia 17 de outubro, eu precisava estar preparada para o tão esperado encontro com meu príncipe Gabriel.

As gestações que se estendem além de 40 semanas devem ser monitoradas com um pouco mais de cuidado. Quanto mais o tempo passa, mais os riscos aumentam. Se você e seu médico não puderem estar sempre em contato, talvez vocês tenham de optar pela interrupção da gestação ao completar 40 semanas ou pouco depois disso (depende muito da conduta pessoal e das rotinas de cada serviço).

No entanto, tudo isso é teoria. A hora de nascer é mais complicada que todo conhecimento médico. Esse é um evento nada científico e não obedece a qualquer regra lógica. As previsões médicas são imprecisas, principalmente para quem gosta de ter controle absoluto da situação. O parto é um momento essencialmente primitivo e a evolução humana, seus conhecimentos e suas tecnologias não conseguiram mudar muita coisa nesse evento. Trazemos nossos filhos ao mundo praticamente da mesma forma que fizeram as nossas tataravós (pelo menos quando o parto é normal). Até hoje, não existe um exame ou coisa parecida para detectar o momento exato em que um trabalho de parto se iniciará, continuamos fazendo previsões grosseiras.

A gestante e o bebê passam por várias mudanças hormonais e vários processos são desencadeados em uma cascata de eventos sincrônicos tão perfeitos que, até hoje, nós, médicos, temos dificuldade em explicá-los por completo. Se as alterações se dessem apenas na gestante e no feto, já seria difícil entendê-las, mas elas são muito mais abrangentes.

O final da gestação tem uma ação inacreditável sobre amigos, pessoas próximas e familiares. Todos passam por um processo de **"ansiedade progressiva coletiva"**, que deixa qualquer final de gravidez conturbado. Não é nada fácil para a gestante lidar com os problemas e desconfortos causados pelas últimas semanas. Conviver com a ansiedade de todos a sua volta piora ainda mais as coisas. Ninguém facilita a nossa vida nos últimos dias de gravidez.

Para mim, as coisas foram mais difíceis que para o resto das gestantes (todo mundo acha que seus problemas são maiores que os dos outros). Além da cobrança que eu sofria como gestante, todos achavam que eu devia ter respostas para tudo e que precisava controlar tudo, porque sou médica.

Rodrigo e eu, depois de muito ponderarmos, resolvemos ter o Gabriel perto das nossas famílias. Isso significa que nos deslocamos mais de 3.000 km e deixamos nossos trabalhos, nossas coisas e nosso lar para ficarmos na casa dos outros, esperando a hora de eu entrar em trabalho de parto.

Meu sonho era ter meu filho de parto vaginal, não abriria mão dessa escolha por nada – ou por quase nada. Participei ativamente de todas as fases da gravidez, decidi o momento de parar o anticoncepcional, sabia o dia e a hora da concepção, acompanhei passo a passo o desenvolvimento do meu bebê. Seria ativa até o final de todo o processo. Queria ajudá-lo a nascer, não queria deixá-lo sozinho nem mesmo um segundo nesse momento tão difícil (nascer não parece ser nada fácil).

A experiência de um parto vaginal deve ser algo indescritível. Trazer uma criança ao mundo com suas próprias forças (o parto vaginal exige muita força, sei bem disso) deve ser fabuloso. É uma coisa meio animal, um instinto. O parto mostra como uma mulher pode ser forte, mostra todo poder interior de uma mãe. Passar por isso fortalece a autoestima de qualquer uma.

Eu trouxe muitas crianças ao mundo e me sinto poderosa cada vez que olho para elas e escuto seu primeiro choro. Em uma cesariana, sou eu quem corta, puxa, aperta e empurra. Sou eu quem, muitas vezes, sua na hora de tirar a criança da barriga da mãe. Se me emociono com os filhos dos outros, imagine com o meu!

Decidir a hora de viajar foi o primeiro problema. A vida não é tão simples como deveria ser. Temos nossos trabalhos, projetos pessoais, contas a pagar e nada disso para quando se decide ter um filho. Tudo e todos continuaram como sempre estiveram, apesar de o nosso primeiro e tão esperado herdeiro estar para nascer. Como congelar a vida e ficar praticamente 1 mês apenas aguardando o Gabriel nascer?

Eu tinha licença-maternidade (que o governo brasileiro aumentou para 6 meses), mas o Rodrigo só recebe se trabalhar. Se ele não trabalhasse, não haveria dinheiro para pagar as novas contas e despesas que surgiriam com a vinda do bebê. Primeiro problema.

Como a viagem seria longa, nos deslocaríamos de avião, e esse é mais um problema para as gestantes. Cada companhia aérea tem suas regras para embarcar mulheres grávidas, mas, de maneira geral, até 28 semanas não há restrições para voos domésticos. Depois disso, é necessário atestado médico e comprovação do tempo de gestação. Após 37 semanas, em algumas empresas, a grávida pode embarcar somente acompanhada de um médico. Com 40 semanas, uma gestante pode viajar de avião apenas em situações de emergência.

Embarcamos com 37 semanas, respeitando as regras da aviação. A decisão de viajar com essa idade gestacional se deu principalmente porque eu acreditava que o Gabriel não demoraria muito para resolver sair da minha barriga. Sou extremamente agitada, não parei um dia sequer durante a gestação. Meu filho não esperaria 40 semanas para nascer. Com certeza, ele seria agitado como a mãe e pegaria todos de surpresa.

Não confiei na "Naira-médica" e me dei mal. Coloquei na cabeça que a gravidez não chegaria a 40 semanas. Nada científico, apenas meu instinto materno dando mais um furo.

Estava tudo programado. Com 37 semanas, o Gabriel pesava 3.290 g, estimados pela ultrassonografia. Peso excelente para um bebê prestes a nascer (só me esqueci de avisá-lo para nascer naquele momento).

Calculamos tudo e tínhamos 18 dias para esperar o nascimento do nosso *baby*. Depois disso, o Rodrigo voltaria para trabalhar, porque o mundo não parou e os plantões dele não podiam ficar abandonados.

O maior de todos os problemas é que, no parto vaginal, os bebês só nascem quando têm de nascer, nem um dia antes ou depois. O Gabriel não quis nascer no dia em que achávamos melhor para que pudéssemos cumprir os nossos compromissos, o que fez todos os nossos planos irem por água abaixo.

Hospedei-me na casa da minha sogra e, como o Gabriel seria o primeiro neto de ambos os lados, o primeiro sobrinho de todos os nossos irmãos, o primeiro bisneto dos avós do Rodrigo e o primeiro filho do nosso grupo de amigos mais próximos, a pressão ficava maior a cada dia. Os parentes chegavam, cada um de um canto do Brasil. Onde quer que eu estivesse, sempre aparecia alguém perguntando: "Nada de o Gabriel nascer?", "Já está sentindo alguma coisa?", "Não está demorando muito?", "Por que você não marca cesariana e acaba com essa agonia?". A pressão crescia e eu não aguentava mais dizer que não estava sentindo nada, que era para todos terem calma.

Queria sentir uma contração, perder líquido ou qualquer outra coisa que sinalizasse o início do meu trabalho de parto. Sempre que ia ao banheiro, me limpava várias vezes para ver se aparecia uma secreção diferente ou um sangramento.

Depois de 37 semanas, a gestação torna-se muito incômoda. O bebê está grande e dificulta quase todas as atividades do dia a dia. Sentar-se e levantar-se sozinha não é mais tão fácil. Qualquer pequeno esforço provoca um cansaço enorme. Dormir já não é tão prazeroso e exige muita paciência, tanto da gestante quanto do marido. Ficar deitada, principalmente se for de barriga para cima, dá uma sensação horrível de mal-estar, causada pela compressão de uma importante veia (veia cava) que passa logo abaixo do útero, levando à queda da pressão arterial.

A dificuldade para respirar é absurda, por isso tantas mulheres se preocupam. Dá vontade de empurrar o bebê para baixo para ver se incomoda menos. Ele não tem mais espaço, mas, enquanto não estiver encaixado, continua se mexendo bastante, causando ainda mais dor, desconforto e falta de ar. Estava tudo tão apertado dentro de mim, que a impressão que eu tinha era de que, se eu comesse, não sobraria espaço para respirar.

As dores no "pé da barriga" ficam frequentes e a gente sente como se os ossos do quadril se abrissem bem na sínfise púbica. Eu sentia isso principalmente quando me sentava e levantava de lugares baixos, como o banco do carro.

As últimas semanas são as mais difíceis, com certeza. Além de todo esse desconforto inevitável, a ansiedade e a preocupação com a hora do nascimento deixam tudo ainda pior. Será que dará tudo certo na hora do parto? Será que o Gabriel nascerá bem? E se acontecer alguma coisa errada e ele não conseguir respirar direito? Será que saberei cuidar dele? Ele será um bebê lindo? E se ele for esquisito? Será que vou amá-lo incondicionalmente? E se eu não tiver leite suficiente?

Mil questionamentos aparecem nessa hora. Minha cabeça ficava cheia de dúvidas o dia inteiro. Pelo fato de eu não conseguir dormir, passava as noites acordada, pensando em como seria ter meu filho nos braços.

Ser médica não ajudou em nada. Tive as mesmas dúvidas de qualquer paciente. Às vezes, eu parava e começava a rir de mim mesma. Parecia que tudo que eu sabia não valia mais para nada, me comportava como as minhas pacientes mais desesperadas.

As noites eram intermináveis. Quando eu conseguia dormir, o Gabriel se mexia e me acordava. Se ele não se mexesse, eu sentia vontade de fazer xixi e passava algumas horas esperando o sono voltar. Acho que essa fase é um treinamento para as noites de sono que perdemos depois que o bebê nasce.

Minha vida estava um caos! Final de gravidez, hospedada na casa da sogra, um marido prestes a ir embora porque tinha de trabalhar, um bebê que resolveu fazer jogo duro e não queria nascer (não na hora que eu queria). Fiquei uma pilha de nervos.

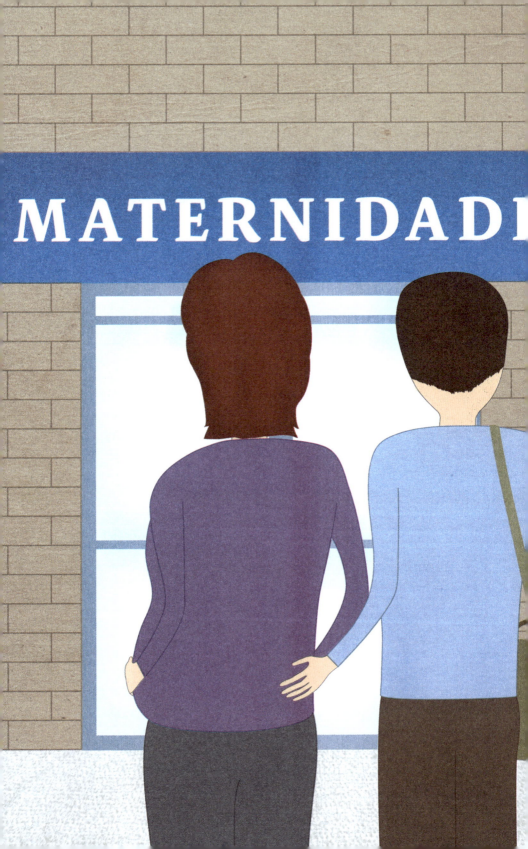

CAPÍTULO 26

# Chegada a grande hora

Chegamos a 38 semanas e 4 dias. Faltava 1 semana para o Rodrigo voltar para a nossa casa e nada de o Gabriel dar sinais de nascer. Todos estavam à espera, como se fosse a estreia do filme mais importante de todos os tempos. Ninguém falava em outra coisa.

A hora de nascer sempre é um grande mistério. As contas dos médicos são imprecisas e a ansiedade toma conta da gente como em nenhum outro momento da vida. Alguns sinais são úteis para saber se o trabalho de parto está próximo. O exame do obstetra é essencial. Dificilmente conseguimos saber se o bebê se encaixou ou se o colo do útero está dilatado sem que um exame obstétrico seja realizado. No meu caso, esse exame era realizado por mim, diariamente, na esperança de que alguma coisa estivesse alterada, porque o parto vaginal era minha prioridade absoluta; nem passava pela minha cabeça ser submetida a uma cirurgia para trazer o meu filhote ao mundo.

Em primigestas (mulheres gestantes pela primeira vez), o bebê se encaixa mais ou menos 1 semana antes do trabalho de parto. Sabemos que ele está encaixado (tecnicamente, dizemos "insinuado") quando a cabeça do bebê (ou o bumbum, quando está sentado) chega à altura da espinha isquiática materna (isso é apenas um parâmetro médico, nada muito importante para a paciente). Em mulheres que já tiveram filhos, o feto só se encaixa durante o trabalho de parto e, às vezes, isso acontece quase na hora de nascer.

Ao realizarmos o toque vaginal ou examinarmos bem a barriga da mãe, conseguimos avaliar se essas mudanças estão acontecendo e se o trabalho de parto se aproxima. A barriga fica mais baixa depois que o bebê se insinua e é por isso que as pessoas dizem que barriga baixa é sinal de final de gravidez.

Cuidado com esses comentários de barriga baixa. O que é barriga baixa para alguns não é para outros. Todos darão palpites e tentarão decifrar se sua barriga abaixou ou não. Minha sogra, por exemplo, achava que minha barriga estava mais baixa a cada dia; já a madrinha do Gabriel não cansava de dizer que ele não nasceria de parto vaginal, porque minha barriga ainda estava alta.

A verdade é que, nos últimos dias, parecia que todos tinham feito um complô para me enlouquecer. Cada um achava uma coisa, todos tinham um palpite, e as histórias sobre partos que não deram certo e mães que não conseguiram amamentar surgiam em cada esquina para me deixar ainda mais nervosa e preocupada. Não é fácil o convívio social para as gestantes nas últimas semanas de gravidez. Tente não dar tanta importância a esses comentários (se é que isso é possível) e procure seu médico para tirar cada dúvida que povoar sua cabeça.

Outra coisa que acontece quando o bebê encaixa é que ele fica mais apertado e com espaço restrito para se mexer, o que faz você sentir menos os movimentos. Ele se mexe, é claro, mas não com a mesma frequência e amplitude que antes. Não sentir o bebê se mexer é um sinal muito sério. Não despreze isso jamais. Para saber se está tudo bem, faça o mobilograma (explicado anteriormente).

Outro sinal de trabalho de parto é o encurtamento, o amolecimento e a dilatação do colo do útero (coisas que só os médicos conseguem ver). No início desse processo, perdemos o tampão mucoso, que é uma gosma (tipo uma clara de ovo) acompanhada de umas estrias de sangue. Todas as gestantes que entram em trabalho de parto percebem essa secreção – supernojenta – na calcinha.

O exame de toque normalmente é realizado no pré-natal a partir de 37 ou 38 semanas, para avaliação de rotina do colo uterino. Assim, as mulheres vão perdendo o medo e podem descobrir que esse exame não é tão ruim como dizem. Ele incomoda bastante, mas não dói. O médico introduzirá dois dedos na sua vagina e precisa que esses dedos cheguem até o fundo – significa que ele colocará os dois dedos inteiros lá dentro. Isso é feito de maneira muito delicada (pelos médicos cuidadosos) e só será realizado com força se você contrair o períneo e oferecer resistência. Quanto mais relaxada você estiver, menos força o médico fará para introduzir os dedos.

Costumo dizer que o exame é feito com a mesma força que a paciente fizer no períneo. Se estiver com períneo solto e relaxado, os dedos do médico passarão sem causar qualquer dor, apenas um desconforto leve. Se o períneo estiver contraído e tenso, o médico precisará vencer essa resistência e forçará para passar os dedos, o que causará dor e um desconforto muito grande.

Nesse exame, percebemos que o colo do útero fica cada dia mais fino, amolecido e se desloca de uma posição posterior, que é a habitual dele, para uma posição anterior, que é mais propícia ao nascimento. Quando uma primigesta entra em trabalho de parto, normalmente seu colo está totalmente fino e centralizado, começando a dilatar somente depois disso. Para uma mulher que já teve filhos, as coisas são um pouco diferentes: o "afinamento" e a dilatação do colo acontecem juntos, durante o trabalho de parto.

Em resumo, quando o trabalho de parto se aproxima, o feto se insinua (encaixa) e se mexe menos. Perdemos o tampão mucoso e o colo do útero começa a ficar mais fino e anterior. Esses são os sinais concretos.

Eu não tinha nenhum desses sinais. Clinicamente, eu não entraria em trabalho de parto tão cedo. Demoraria pelo menos 1 semana para ter um parto vaginal espontâneo e, quando isso acontecesse, o Rodrigo já teria ido embora.

Talvez "tão cedo" não seja a expressão mais adequada. Afinal, eu ainda estava com 38 semanas e 4 dias e a gestação tem, em média, 40 semanas, podendo chegar a 41/42 semanas, dependendo da conduta do obstetra.

Os bebês não devem nascer com hora marcada, o parto deve ser o mais natural possível. Quando o bebê está pronto para nascer, libera algumas substâncias que, em conjunto com o organismo materno, desencadeiam o trabalho de parto. Portanto, se não há sinais de trabalho de parto, sempre corremos o risco de tirar um bebê que ainda não está completamente pronto para vir ao mundo. Sempre achei e sempre defendi isso.

Hoje penso que tomamos a decisão errada quando decidimos viajar com 37 semanas. Achávamos que o Gabriel nasceria entre 38 e 39 semanas. O Rodrigo tinha só 18 dias de folga; os plantões dele continuavam lá e não mudariam por causa do nascimento do nosso filhote. Nunca imaginamos que a gestação chegaria a 40 semanas. Não sei direito por que tinha tanta certeza de que ele nasceria antes do previsto, mas acho que me deixei levar por fantasias (a "Naira-paciente" não consegue entender o que a "Naira-médica" explica).

Contrações leves e irregulares, aquelas chamadas de Braxton Hicks, começam a aparecer depois de 30 ou 32 semanas, mas, com 28 semanas, eu sentia tantas contrações que parei de fazer algumas atividades por medo de entrar em trabalho de parto prematuramente. Minha mãe teve todos os partos prematuros e a prematuridade tem um caráter familiar.

O Gabriel estava sempre 1 semana ou 1 semana e meia maior do que a sua idade gestacional real em todas as ultrassonografias que fizemos depois de 30 semanas. Todas essas coisas me fizeram acreditar que ele nasceria antes da data. Esse foi meu erro. Não há como prever; existe uma data provável e é nela que precisamos acreditar. A maioria absoluta das gestações acaba com 40 semanas. Não adianta achar que a nossa será diferente só porque sentimos uma dorzinha ali, uma contração aqui ou simplesmente porque a gestação incomoda muito no final.

Outro pequeno problema era o tamanho do nosso lindo bebezinho. Combinamos que até 3.600 g, tentaríamos parto vaginal. Passando desse peso, pensaríamos em cesariana. Isso não é uma conduta médica. Não existe esse peso ou esse critério em nenhum livro. Nos livros, existem outras referências bem diferentes. Algumas escolas usam como limite para parto vaginal o peso estimado de 4.000 g, outras de 4.500 g, desde que a mãe não seja diabética. Decidi por 3.600 g, porque não queria um parto traumático. Estabeleci esse peso como meu limite pessoal.

Com 38 semanas e 4 dias, fizemos a última ultrassonografia, que estimou o peso do Gabriel em 3.650 g. O colo do meu útero estava posterior e grosso. O bebê não estava insinuado. Não havia qualquer diminuição dos movimentos fetais e o peso estimado superou o limite que estabeleci. Além de tudo, o Rodrigo iria embora em 7 dias.

Foi uma decisão muito difícil. Era contra todos os meus sonhos e meus princípios. Uma cesariana agendada seria uma agressão à minha gestação planejada com tanto carinho e cercada de tantas expectativas.

Ainda tentei convencer meu obstetra a induzir o parto, mas, para que uma indução seja bem-sucedida, é preciso haver alguns pré-requisitos. O colo do útero precisa estar preparado e o bebê, encaixado. Sem isso, a indução tem altos índices de falha, e eu também sabia disso.

Se iniciássemos a indução, as chances de falha seriam maiores que as de sucesso e isso provavelmente serviria apenas para adiar a cesariana que eu tanto temia, com o agravante de que, quando o Gabriel nascesse, o Rodrigo teria ainda menos tempo para ficar com ele. Essa era uma das minhas maiores preocupações.

Eu precisava do Rodrigo ao meu lado o maior tempo possível depois que o nosso filho nascesse. Disso, eu não abriria mão em hipótese alguma, mesmo tendo de passar por cima das minhas convicções médicas. Sentia-me como qualquer outra gestante, fragilizada com o final da gestação. Meu lado médico não me tranquilizou e cada dia que passava me trazia mais ansiedade e frustração.

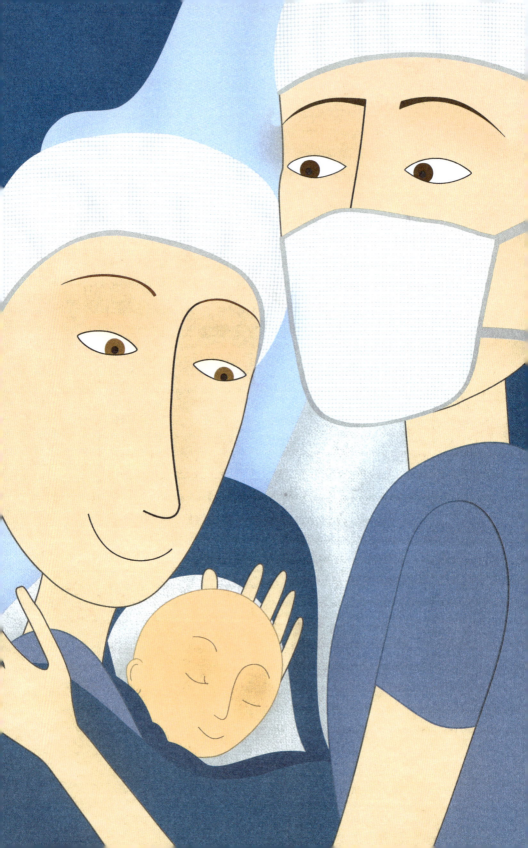

CAPÍTULO 27

# O nascimento

**Decidimos pela cesariana.** Fiz exatamente o contrário do que achava certo. Minha opinião médica contou pouco, não pensei em coisas teóricas. As pesquisas que mostram os benefícios de a criança passar pelas modificações e estímulos do trabalho de parto espontâneo não me serviram para nada. Só pensei no Rodrigo indo embora.

Ter um parto cesáreo foi uma coisa complicada para mim. Contrariei todas as minhas condutas médicas. Com que cara defenderia novamente o parto vaginal para as minhas pacientes? Sentia-me uma hipócrita por fazer uma cesariana depois de defender durante anos o trabalho de parto espontâneo e o parto natural. Traí a mim mesma.

Em função de tudo isso, agi de uma forma completamente inesperada. Senti-me fracassada por desistir do meu sonho de ter um parto natural. Não conseguia encarar a mim mesma, muito menos as outras pessoas. Assim, decidi ir para o hospital sem contar a ninguém, escondida dos olhares e comentários de todos.

Fui para a última consulta com meu obstetra e de lá mesmo seguimos para o hospital. Estávamos em jejum (digo "estávamos" porque o Rodrigo ficou em jejum para me dar apoio moral. Isso que é marido!) e só foi preciso aguardar a equipe cirúrgica.

Liguei para os meus pais e para os pais do Rodrigo informando a hora errada da cirurgia e alegando que chegaria mais cedo para me sentir mais tranquila. Pedi que fossem apenas na hora marcada para não aumentar minha ansiedade.

O Rodrigo achou aquilo estranho, mas, como eu não parava de chorar, concordou imediatamente com tudo que eu dizia. Ele apenas me alertou que todos ficariam furiosos, mas eu não estava nem um pouco preocupada com os outros e mantive minha decisão maluca.

Viveria aquilo tudo sozinha. Era um momento apenas meu e do Rodrigo, ninguém interferiria. Curtiríamos cada momento sem dar satisfações para outras pessoas. Ninguém me veria anestesiada, com cara de operada. Ninguém seguraria meu filho antes de mim (depois de uma cesariana, a mãe é a última a ver a criança. Presenciei isso muitas vezes). Nos meus planos, todos chegariam depois que o efeito da anestesia tivesse passado e eu estivesse com meu filho nos braços.

Minha programação não deu muito certo. Não havia quarto disponível no hospital que havíamos marcado. Tivemos de escolher outro hospital às pressas, porque eu estava morrendo de fome e não queria esperar nem mais um minuto. Se tinha de ser feito, seria feito naquele dia, de qualquer jeito.

Ficamos 3 horas procurando, entre um hospital e outro, um lugar que pudesse me atender naquele mesmo dia. Cheguei a um hospital que tinha horário disponível às 19 horas e, depois disso, tudo aconteceu muito rápido. Coloquei aquela camisolinha horrorosa (podiam caprichar mais no modelito!) e comecei a me acalmar. Já estava tudo decidido. A cesariana, a essa altura, era inevitável e eu tinha de me conformar. Não havia como fugir.

Apesar de não ter avisado ninguém da família e de estar praticamente escondida no hospital, não me senti sozinha. A equipe médica que me acompanhava era composta apenas por amigos muito queridos, que sabiam da minha frustração e fizeram de tudo para tornar aquele momento menos traumático para mim.

O obstetra foi professor de cursinho meu e do Rodrigo e depois foi meu docente na faculdade. O obstetra auxiliar foi nosso padrinho de casamento. O pediatra também foi nosso professor da graduação. O anestesista, eu conheci na hora, mas era amigo dos outros e entrou no clima de "confraternização" da minha cesariana.

Rodrigo e eu fomos juntos para o centro cirúrgico, mas, de repente, fui levada à porta da frente pela enfermeira e ele foi para o vestiário se trocar. Estranhei entrar naquele lugar de camisola, sem máscara e sendo pajeada por uma enfermeira.

Entrar no centro cirúrgico como paciente foi uma experiência interessante e só assim percebi o quanto aquela sala é fria e impessoal. Todos aqueles azulejos claros, todas aquelas pessoas com roupas azuis e sem rosto, luzes muito fortes, máquinas com seus barulhos mecanizados, frascos de soro pendurados, agulhas, luvas, aparelhos para verificar a pressão. Tudo claro, limpo e muito frio.

Como entrei primeiro, passei alguns minutos lá dentro sozinha, olhando para as paredes e prevendo o que estava prestes a acontecer. Imaginei como me sentiria ao ver meu filho pela primeira vez. Não fiquei nervosa, apenas ansiosa para que tudo começasse e terminasse logo.

As enfermeiras são os anjos da guarda dos pacientes. São elas que tornam aqueles momentos que antecedem a cirurgia menos estressantes. Os médicos, ao contrário delas, não se preocupam muito com o bem-estar emocional da paciente, estão mais preocupados com a cirurgia. Pude sentir isso na pele.

Acredita que me deixaram sozinha dentro da sala, sentada na mesa de cirurgia, morrendo de frio (foi um dia frio do inverno paranaense), sem saber por que as coisas demoravam tanto?

Não fiquei tanto tempo sozinha, mas os segundos naquele lugar pareciam minutos e os minutos, horas. A mistura de medo e ansiedade faz o tempo parar. Imaginei que se aquilo era difícil para mim, deveria ser muito pior para as minhas pacientes. Pude compreender exatamente como elas se sentem nesse momento.

Para pacientes que não são da área da saúde, esse momento é, em geral, o primeiro contato com o mundo das cirurgias. A maioria nunca entrou em um centro cirúrgico e não tem a menor ideia do que se passa lá dentro. Deve ser aterrorizante chegar naquele lugar pela primeira vez e ficar sozinha, esperando até que algum médico apareça e tenha a bondade de explicar o que acontecerá nos próximos minutos que mudarão sua vida para sempre.

Com certeza, para mim, as coisas foram mais fáceis. Cheguei cheia de exigências. Não quis que colocassem sonda vesical (aquela sonda que colocam na bexiga) e pedi para colocarem o soro só depois que todos da equipe chegassem. Não quis ficar deitada, pedi uma coberta e perguntei sobre cada medicação que seria usada.

Enquanto eu dizia exatamente como queria as coisas (afinal de contas, eu era paciente, mas não deixei de ser médica), escutei uma conversa no corredor. Reconheci a voz dos meus médicos e do Rodrigo. Conversavam. Para ser mais exata, contavam piadas, como se eu não estivesse ali prestes a ter um filho (meu primeiro e tão esperado filho).

Um deles, não lembro exatamente qual, apareceu à porta segurando um copinho de café e rindo. Fiquei olhando aquela cena. Um homem todo vestido de azul, com gorro na cabeça, tomando café e contando piada... **Meus Deus!** Como isso deve assustar as pacientes! Fiz isso tantas vezes... (só não conto piadas porque não sou boa com elas). Pela primeira vez, me dei conta de como é difícil ser paciente.

Terminado o café e esgotado o estoque de piadas, eles resolveram começar o procedimento (eu era a última paciente, ninguém tinha pressa). Eu estava apreensiva, é lógico. Queria saber como era estar do outro lado do jogo.

Primeiro, a enfermeira colocou um soro no meu antebraço esquerdo. Isso quase não conta, quem já não passou por uma situação dessas? Não foi nada digno de nota. Depois, o anestesista me posicionou e fez a anestesia. Isso parecia uma coisa fácil quando não era eu a paciente. Posicionei grávidas para serem anestesiadas mil vezes. É muito simples: sentar, não ficar com a coluna muito encurvada, deixar os ombros relaxados, encostar o queixo no peito e respirar normalmente.

Agora sei como é desconfortável. Respirar normalmente, sentada naquela posição, com uma barriga gigante e o pescoço encostado no peito não é tão simples como eu imaginava. Ainda bem que tudo foi muito rápido. A agulhada nas costas é quase imperceptível, não dói nada.

Assim que terminou a anestesia, pediram para eu deitar rápido e ergueram minha camisola até o pescoço. Não sei se é mais constrangedor mostrar a "perereca" para um desconhecido ou para um padrinho de casamento. Mas, fazer o quê? Essa parte não tem como ser diferente. O cirurgião fez a assepsia (limpeza cirúrgica) e colocou os campos cirúrgicos (aqueles panos estéreis, normalmente azuis ou verdes, que são colocados para evitar infecções). A enfermeira amarrou meus braços como se eu estivesse sendo crucificada. Que sensação horrível, meu Deus!

Essa era a parte que eu mais temia. Durante toda a gravidez, não admitia a ideia de fazer cesariana, exatamente porque não queria ficar embaixo daqueles panos, amarrada, sem sentir as pernas, completamente passiva, enquanto tiravam meu filho sem que eu sentisse nada. Queria tanto participar!

Queria tanto que o Gabriel nascesse de parto vaginal!

Participei ativamente de cada etapa da gravidez, desde a decisão de parar o anticoncepcional até aquele momento. Foi injusto não poder ajudar meu filho a nascer. Foi injusto ele ser tirado de mim enquanto eu estava anestesiada, imóvel, parecendo um boneco. Mas naquela hora não adiantava pensar nisso. As coisas tomaram um rumo diferente do que eu havia planejado e eu precisava esquecer isso para aproveitar ao máximo aquele momento único.

A pior coisa da cirurgia foi a falta de ar que senti assim que deitei, após a anestesia. Parecia haver um peso sobre meu peito (esse peso era a barriga, que ainda estava lá). Eu respirava normalmente, mas por causa da anestesia não sentia a respiração. Que sensação estranha!

O Rodrigo ficou o tempo todo ao meu lado, narrando a cirurgia e o que acontecia em cada momento. Falava coisas do tipo "estão abrindo a pele...", "agora o subcutâneo...", "já dá para ver a aponeurose...", "estão abrindo o músculo...", "chegaram no útero...". Era como se eu não estivesse ali. Não sentia nada, nem mexerem em mim. Parecia ser em outra pessoa. Não podiam estar abrindo a **minha barriga**. Só me concentrava na respiração. Parecia um sonho.

De repente, as vozes se agitaram e o Rodrigo olhou fixo para a minha barriga. Estavam tirando o Gabriel. Escutei a narração do nascimento como se eu não estivesse ali. "Vamos abrir o útero. O líquido está claro e com bastante grumo. Olha a cabecinha. Está saindo...

Está quase saindo. Nasceu! Ah... a cara da mãe. Que grandão! Olha as bochechas! Sacudo!".

Eu queria tanto ver. Eu queria tanto ser a primeira a pegar meu filho...

Todos ficam agitados nessa hora da cirurgia, conversam mais alto e falam sobre o bebê. Nem lembram que há uma grávida desesperada que também tem direito de ver o filho. Simplesmente agem como se a mãe não estivesse na sala!

Aqueles momentos foram intermináveis. Eu sabia que o Gabriel tinha nascido e que pelo menos cinco pessoas (os médicos e a enfermeira) tinham visto meu filho antes de mim. **Eu queria ver meu filho!**

O obstetra tira o bebê, passa para o pediatra, que faz os primeiros cuidados na sala de parto, e depois, só depois, ele mostra a criança para a mãe. Estava ansiosa esperando esse grande momento.

Escutei tudo, o chorinho do Gabriel, o aspirador sendo ligado para aspirá-lo. Explico: na sala de parto, tem um aspirador com um cateter bem fino na ponta, que é colocado pelo nariz do bebê para "sugar" o líquido amniótico. Esse cateter desce pela garganta e aspira o líquido do estômago. É normal.

Mais vozes e, de repente, passos. O pediatra vinha em minha direção. Meu coração disparou. O Rodrigo segurou minha mão. Olhei de lado e lá estava ele: meu filho. Todo enrugadinho, enrolado em um pano azul, mexendo os bracinhos e chorando muito.

Olhei para ele e ele abriu os olhos e olhou para mim. Desamarraram meu braço para poder segurá-lo. **Que coisa maravilhosa! Meu filho!**

Não chorei. Pensei em tantas coisas ao mesmo tempo que não tive tempo de chorar. O Gabriel era um desconhecido que eu amava muito.

Parou de chorar assim que o colocaram em contato com meu peito. Estávamos juntos há 38 semanas e meia e nunca tínhamos nos tocado. Que momento mágico! Ele sentiu meu cheiro e eu o dele. Ele sentiu minha respiração e eu a dele. Aqueles olhinhos abertos com tanto esforço olharam para mim como se quisessem me dizer alguma coisa. O tempo parou.

Aquele momento já seria inesquecível se estivéssemos somente eu e o Gabriel, mas foi ainda mais especial, porque o Rodrigo estava ao meu lado. Nossa família unida pela primeira vez. Um olhando para o outro, todos muito curiosos para se conhecer. Uma sementinha de amor sendo plantada no coração de cada um de nós. Tudo perfeito.

Em nenhum momento o Rodrigo me deixou sozinha, ficou sempre ao meu lado. Não fez como a maioria dos pais, que esquece a mãe e só quer saber do bebê. Sei que poucas pacientes têm o prazer de curtir esse momento como eu, sem pressa, sem estresse, sendo tudo feito do jeito que eu pedi. Sou muito sortuda.

Depois que curti um pouco minha "cria", o pediatra tirou-o de mim para que outros cuidados fossem tomados. Ele precisava ser pesado, medido, trocado, etc.

O Rodrigo não sabia se ficava comigo ou se ia com o filho, mas preferi que ele fosse, porque alguém precisava cuidar do Gabriel por mim. Não queria deixá-lo sozinho, nem mesmo dentro do hospital, e, se eu não podia estar com ele, o Rodrigo era a pessoa mais indicada para me substituir.

Nessa hora, eu não sentia qualquer frustração ou tristeza. Ver o Gabriel e saber que ele havia nascido sem problemas foi a coisa mais maravilhosa da minha vida. Perto disso, todo o resto deixou de ter importância.

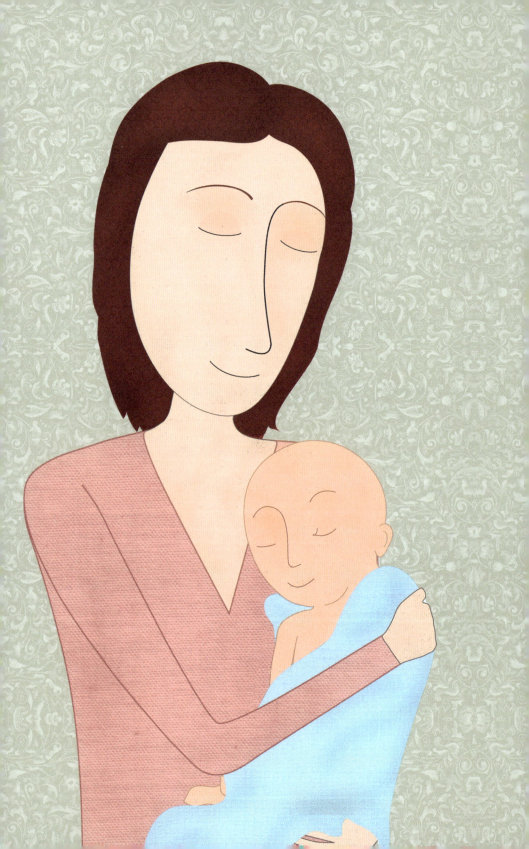

CAPÍTULO 28

# Nasce uma mãe muito coruja

Que mulher nunca imaginou, pelo menos uma vez na vida, como é ser mãe ou qual é a sensação de olhar nos olhos do filho pela primeira vez? Quem nunca tentou decifrar o tão famoso "amor de mãe"? Será que todas as mães realmente acham que seu filho é o mais lindo de todos os filhos do mundo? Quantas e quantas vezes escutamos pessoas dizerem que amor de pai e mãe é diferente e maior que qualquer outro sentimento? E que só tendo um filho para entender o que isso representa?

Sempre fui racional. Isso não mudaria de uma hora para outra, nem por causa da gravidez, nem pelo nascimento do Gabriel. Queria entender todos os novos sentimentos e sensações dessa fase tão única da vida de uma mulher. Queria transformar em palavras tudo o que senti para, assim, compreender melhor de onde vinha esse sentimento que crescia dentro de mim.

Ser mãe nunca foi minha vocação. Precisei de um tempo para metabolizar e entender tudo que se passava durante a gestação. Quando recebi a notícia da gravidez, não conseguia imaginar que, ao final de 9 meses, eu seria mãe. Era como se fossem coisas completamente diferentes, que uma não seria, necessariamente, consequência da outra.

Eu queria ser mãe. Decidi que era uma boa hora, mas meu cérebro não conseguia coordenar os sentimentos novos que surgiam a cada dia nem associar a imagem da Naira mulher, médica e independente à da Naira mãe, esposa e dona de casa. Coisas tão diferentes não pareciam ser compatíveis.

Não sei se toda essa confusão se deu porque, durante minha educação, o sucesso profissional e financeiro sempre foi mais enfatizado que a necessidade de ser mãe ou se fiquei confusa porque sou assim mesmo. O fato é que aquilo não foi uma coisa tão natural para mim como é para a maioria das mulheres; precisei de terapia para entender melhor e aceitar, com mais tranquilidade, todas as mudanças que enfrentei e as que ainda estavam por vir.

Quando resolvi me casar, também precisei de terapia. Casamento é uma coisa muito maluca. Duas pessoas com maneiras, pensamentos e manias diferentes decidem ficar juntas para sempre. Como alguém pode decidir o que é "para sempre"?

Quando estabilizados, o casal resolve ter filhos. Por que colocar mais uma pessoa na relação justo quando tudo está se ajeitando? Definitivamente, não parecemos seres racionais. Os instintos falam mais alto quando se trata da perpetuação da espécie.

Sempre fui complicada, essa é a verdade. A terapia é que me fez uma pessoa mais normal. Santa psicanálise!

A gravidez dura 9 meses, porque esse é o tempo que o feto precisa para se desenvolver e a mulher, para se tornar mãe. Não sei quem precisa de mais tempo para se formar: o bebê ou a mãe.

Depois de 9 meses de gravidez e quase 9 de terapia, eu seria colocada à prova. Logo nos primeiros dias, percebi que a maternidade não poderia ser simplificada e explicada com palavras, como eu almejava.

Estava esperando brotar em mim o amor incondicional que todas as mães sentem e me surpreendi ao descobrir que o instinto de proteção vem primeiro que o amor. É uma coisa animal. Precisamos proteger a cria e nada é mais importante que isso. O amor vem depois, quando olhamos aqueles olhos pequenos que precisam tanto do nosso cuidado. Não é uma coisa fácil de explicar, nem de entender. Acho que por isso esses sentimentos se confundem tanto e acabamos chamando tudo de **amor**.

O amor nasce no primeiro contato com o filho, cresce a cada dia e parece não ter limites. O instinto de proteção aparece já no início da gestação. Nosso corpo sofre modificações que fazem o bebê receber prioridade absoluta em quase tudo. Tudo o que comemos vai primeiro para ele e o que sobra é devolvido para nós. Mesmo mães que passam fome conseguem levar a gravidez até o final, porque todas as reservas que elas têm são colocadas à disposição do bebê. Proteger nossas crias custe o que custar: não temos como fugir disso.

Eu, sempre muito racional, não me derreti muito com a gravidez. Nunca chorei em um exame de ultrassonografia, e as batidas do coração do bebê não me causavam arrepios. Eu estava muito feliz, mas não ficava chorando por causa disso. Meus sentimentos estavam sob controle. Pelo menos, era isso que eu pensava.

Sempre quis ter filho de parto vaginal (como já repeti um milhão de vezes) e, depois de ver o Gabriel pela primeira vez, percebi que essa decisão nada tinha a ver com a recuperação pós-parto ou qualquer coisa do gênero. Queria o parto vaginal para estar mais perto do meu filho desde o nascimento. Não queria que ninguém tocasse nele antes de mim. Não queria que ninguém fosse mais responsável do que eu na hora de fazê-lo nascer.

Era quase uma obsessão. Meus sentimentos não estavam sob controle como eu supunha. Queria estar com ele desde o primeiro segundo. Queria que o cordão umbilical fosse cortado enquanto ele estivesse no meu colo, de preferência mamando, para que não sentisse tanto nosso "desligamento". Se dependesse da minha vontade, o Gabriel só seria pesado, medido e vacinado quando eu pudesse acompanhá-lo. Passamos 9 meses juntos, nossa "separação" não deveria ser traumática. Eu precisava protegê-lo de qualquer sofrimento. Nascer deve ser muito difícil e eu sentia que meu dever era tornar isso o mais tranquilo possível.

Sobrevivi à decepção de ter feito cesariana e comecei minha jornada de mãe um pouco diferente do programado, mas sem deixar de lado a obsessão de tê-lo só para mim.

Logo após o término da cirurgia, encaminharam-me ao quarto. Como estava escondida no hospital, ninguém sabia o horário que o Gabriel havia nascido, nem como eu estava. Todos estavam tão perdidos com a forma pouco convencional que resolvi marcar a cesariana que nem conseguiram questionar minhas atitudes.

Não deixei que nenhuma visita entrasse enquanto eu não estivesse com meu filho nos braços. Como se não bastasse ter mentido sobre a hora da cirurgia, ainda deixei toda família de castigo no saguão do hospital, sem notícias. Meus parentes sabem que sou difícil, não se surpreenderam com tudo aquilo, e prefiro nem saber o que a família do Rodrigo pensou sobre a maneira como nasceu o primeiro neto deles.

Cheguei ao quarto achando que o Gabriel estaria à minha espera, mas não estava. Por que ele demorava tanto? Para onde levaram meu filho? Mais de 30 minutos se passaram desde a última vez em que estivemos juntos. Isso não podia acontecer.

Comecei a ficar nervosa e pedi para o Rodrigo buscá-lo. Coitado do pai nessas horas. Uma mulher anestesiada, enlouquecida, querendo o filho de qualquer jeito, e ele sem saber como me explicar uma coisa simples: o Gabriel passava pelos primeiros cuidados, eu precisava ter paciência.

Um sentimento maior do que minha razão foi se formando e eu só pensava em estar com meu filho nos braços. Não dei trégua aos argumentos do Rodrigo e ele não teve como negar o pedido de uma mãe fora de controle: foi buscar o Gabriel.

Não é que estavam apenas fazendo os primeiros cuidados, como o Rodrigo supôs? Lá estava ele, meu pequeno príncipe, minha cria. Meus instintos afloraram. Segurei aquele pequeno ser como se fosse um cristal, meu bem mais precioso.

Durante alguns minutos, fomos somente nós três e minha vontade era de que tudo continuasse assim. Não queria ver ninguém, não queria dividir meu filho com ninguém. Preferia receber as visitas apenas após o efeito da anestesia ter passado, mas percebi que isso seria injusto e, mesmo contrariada, autorizei a entrada de todos.

As visitas entraram e a felicidade de ver o Gabriel fez eles esquecerem que estavam furiosos comigo. Todos eufóricos. *Flashes*, fotos, sorrisos, vozes. Gabriel no colo de um, Gabriel no colo de outro. Alguém pedindo um sorriso, outro procurando o melhor ângulo para as primeiras imagens do pequeno bebê. Todos falando ao mesmo tempo, cada um dando palpites sobre as semelhanças do Gabriel com os membros da família.

Eu estava impotente, anestesiada, com cara de doente e com um soro no braço que dificultava ainda mais meus movimentos. Eu era uma mãe imprestável naquele momento, mas, mesmo assim, preferi não receber ajuda de ninguém. Passados uns 30 minutos, pedi que todos fossem embora para que pudéssemos ficar sozinhos e aproveitar com mais privacidade os primeiros momentos da família Ramos Menezes.

Enfim sós! E agora?

Não conseguia me separar daquele ser tão pequeno, queria ficar com ele nos braços o tempo todo.

Não é fácil ser submetida a uma cirurgia e logo em seguida ter um filho para cuidar. As pernas demoram umas 3 ou 4 horas para voltar ao normal, a barriga dói, a cabeça gira, o soro no braço dificulta a amamentação e um forro de pano colocado no meio das pernas, por causa do sangramento, piora ainda mais as coisas.

Tudo atrapalhou aquele momento com que tanto sonhei e, mais uma vez, o Rodrigo foi o marido perfeito: me ajudou, esteve 100% do tempo comigo e me apoiou em tudo.

Colocar o Gabriel no peito pela primeira vez sozinha deu mais trabalho do que eu supunha, mas foi um momento mágico. Na sala de parto, o pediatra o colocou para sugar o peito, mas o objetivo não era amamentá-lo e, sim, fortalecer o vínculo entre mãe e filho, deixando-nos em contato logo após o nascimento. No quarto, era para valer: eu tinha de alimentá-lo.

Foi tudo meio desajeitado. Nunca tinha amamentado ninguém, o Gabriel nunca tinha mamado e o Rodrigo não havia sequer se imaginado naquela situação. Graças à minha experiência de consultório e muita teoria sobre amamentação, tudo aconteceu da melhor maneira possível. O Gabriel mamou! Foi lindo! Ele parecia um gatinho, todo enrolado nas cobertas, só com o rostinho de fora, sugando o peito como se fosse craque no assunto.

Amei, adorei, me surpreendi com a sensação de poder que tive ao constatar que a única coisa de que meu filho precisava era o leite que saía do meu peito. Eu continuava sendo a pessoa mais importante da vida dele.

Era tarde, mas não conseguimos dormir. Ficamos um de cada lado, olhando o Gabriel. Praticamente hipnotizados por aquela pessoa que, em poucas horas, tornou-se a figura central das nossas vidas. De repente, ele começou a chorar (claro que, em algum momento, isso aconteceria).

Meio desajeitados, fizemos de tudo um pouco e não vimos resultados. Então, achei que ele precisava sentir minha pele. Coitados dos recém-nascidos. Passam por tantas mudanças e ainda têm – de uma hora para outra – de usar roupas. Fralda descartável, cueiro, macacão (quanto mais cheio de babados, mais bonito), vira-manta, cobertas. Sei que não há outro jeito, mas isso tudo deve incomodar.

Não pensei duas vezes: pedi para o Rodrigo tirar a roupa do nosso filhote. A primeira reação dele foi de desaprovação, mas, depois da minha explicação e da persistência do choro do Gabriel, ele concordou.

Tirei minha blusa e coloquei meu filhotinho só de fralda em cima do meu peito. O Rodrigo nos cobriu e ficamos bem agarradinhos. Assim, ele se acalmou e ficou acordado, com a cabeça apoiada no meu peito, olhando-nos pela primeira vez. Seus olhinhos abriam com dificuldade, mas ele não deixou de prestar atenção em nossas vozes.

Nós três vivemos, pela primeira vez, a emoção de formar uma família tão desejada e planejada. Foi mágica e completamente inexplicável a experiência de me tornar mãe.

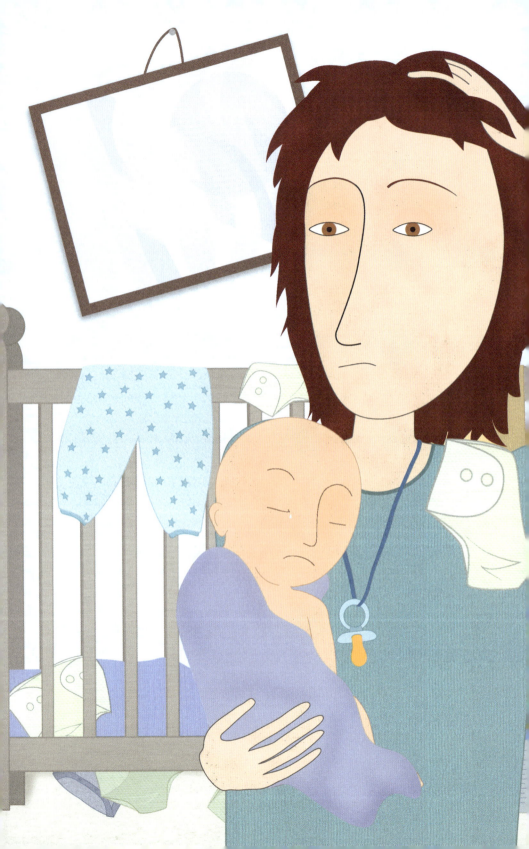

CAPÍTULO 29

# Aprendendo a ser mãe

DEPOIS DO PARTO, passei por um período conturbado, com muitas mudanças e muitos sentimentos novos a cada dia. Conviver e cuidar desse pequeno ser era mágico. Tudo ficou diferente, cada coisa tinha uma nova maneira de ser feita. Não pensava mais em como estava me sentindo, pensava primeiro em como o bebê estava se adaptando. Minhas necessidades ficaram em segundo plano, e a vaidade foi pelo ralo nas primeiras semanas.

Estava quase sempre descabelada, com unhas por fazer, vestindo roupas largas e que facilitavam a amamentação. O cheiro de leite era constante e a cara de cansada também.

Aprender a dar banho, a amamentar, a trocar, a separar roupas... Tudo era novidade. Olhar o rostinho do Gabriel passou a ser meu passatempo predileto. Nada era mais gostoso que olhar para ele. Eu não podia e não queria sair de perto da minha cria. Um instinto animal racionalmente inexplicável.

Após me recuperar da cirurgia, voltei para casa e minha mãe veio me ajudar. Enquanto ela estava comigo, as coisas foram fáceis. Eu virava a noite cuidando do Gabriel e, quando o relógio marcava 6h30, passava o pequeno príncipe para ela e ia dormir. Tudo certo. Ela adorava cuidar dele e eu me restabelecia da noite maldormida.

O Rodrigo estava em uma fase complicada. Ficou 3 semanas sem trabalhar para acompanhar o nascimento do nosso filhote e precisava colocar as coisas em dia. Havia muitos plantões, por isso, ele não podia me ajudar muito. Eu não achava justo acordá-lo, uma vez que eu estava de licença-maternidade e, no outro dia, com a ajuda da minha mãe, poderia descansar, mas ele não.

Quando o Gabriel completou exatos 32 dias, minha mãe foi embora. Foi nosso primeiro dia a sós. Sabia que essa hora chegaria, mas não achei que seria tão dramática. Tinha o maridão para ajudar, mas não era a mesma coisa.

Até ficar sozinha com o Gabriel, eu não tinha consciência de como pode ser difícil fazer coisas simples, como uma refeição ou tomar um banho, se não houver outra pessoa para olhar o bebê enquanto isso. Ele sempre chorará quando você estiver com a comida no prato, prestes a colocá-la na boca, ou quando abrir o chuveiro. Não adianta achar que com você será diferente.

Por uma coincidência desastrosa do destino, o Rodrigo ficou de plantão durante 24 horas seguidas exatamente nesse primeiro dia. Fiquei sem mãe, sem marido e com um bebê de 32 dias que resolveu chorar 24 horas sem parar!

Deixamos minha mãe no aeroporto, voltamos para casa e, em seguida, foi a vez de o Rodrigo partir para seu plantão, que começava às 19 horas. Quando dei por mim, estávamos o Gabriel e eu sozinhos em casa, à noite (o que dificulta um pouco as coisas), sem ninguém para me acudir caso eu precisasse de ajuda.

Olhei dentro daqueles olhinhos tão pequenos, segurei-o perto do peito e deixei aflorar todo meu instinto materno (o mesmo instinto materno que me pregou várias peças). De repente, o Gabriel soltou o primeiro choro e foi aí que tudo começou.

Não sei como bebês tão pequenos podem chorar tanto tempo sem uma pausa sequer. É uma coisa impressionante! Nas primeiras 2 horas de choro, as coisas estão sob controle, você ainda é uma pessoa centrada e consegue pensar nas soluções possíveis para aquele sofrimento.

Primeiro, dei o peito; depois, troquei a fralda; em seguida, dei um banho. Nada resolveu. O colo, o carrinho, o bebê-conforto, todos pareciam ter formiga. Ele não parava um minuto. Fiquei tonta de tanto andar pela casa chacoalhando o pobre bebê e, mesmo assim, ele não se aquietou.

Era duro vê-lo chorar, era difícil pensar que poderia estar sofrendo com alguma coisa que eu não era capaz de resolver. Um bebezinho tão pequeno não deveria sofrer nunca, principalmente quando esse bebê é o seu filho.

Muitas vezes consolei pacientes, na melhor das intenções, mas sem ter a menor ideia do que elas realmente passavam. Era muito fácil repetir coisas que estão nos livros, dizer que os bebês choram e que as mães não precisam se desesperar. Passar por tudo isso mudou muito meu modo de ver as coisas.

Entre um choro mais alto e um menos agudo, percebi que o relógio marcava 22 horas e eu ainda não tinha comido. O aleitamento materno exclusivo dá uma fome de leão e essa fome chegou àquela hora. Como esquentaria a minha comida enquanto ele chorasse?

Deixei-o chorando (ou melhor, berrando) enquanto preparei algo para comer. Questão de sobrevivência: eu precisava comer, caso contrário, não conseguiria amamentá-lo e as coisas ficariam ainda piores.

Deixar o bebê chorando é uma coisa terrível. Saber que ele está quase se matando de tanto chorar e que, ao invés de consolá-lo, estou fazendo outra coisa qualquer (mesmo que seja algo importante, como comer) fez eu me sentir uma mãe horrível.

Acho que essa foi a refeição mais demorada de toda minha vida. Uma garfada a cada 10 minutos, em média. Era preciso acalmá-lo um pouco e, entre um choro e outro, eu ia comendo. Naquele momento, percebi que não precisava perder tempo esquentando comida, porque, no final, comeria tudo frio.

Senti uma solidão avassaladora. Era como se ninguém se importasse com tudo que eu estava vivendo ou o quanto eu estava sofrendo. Não me conformava de o Rodrigo ter ido trabalhar. Como ele pôde me deixar? Ser pai é simples assim? Sabia que ele precisava trabalhar, o salário no final do mês dependia disso, mas, para mim, nada era mais importante do que ele me apoiar naquela hora em que tanto precisava. Se faltasse dinheiro para pagar as contas, daríamos um jeito; nenhum dinheiro faria mais falta do que a presença dele fez naquele dia.

Por alguns minutos, talvez 1 hora, tive um pouco de sossego e, por volta da meia-noite, consegui tomar um banho para relaxar. O Gabriel não estava mais chorando, mas, mesmo assim, não foi fácil esse banho. Deixei-o sozinho no quarto (não levaria o menino para o banheiro, lógico). E se ele se engasgasse? E se tivesse falta de ar por algum motivo? Não havia ninguém olhando para ele. Será que eu estava sendo uma mãe desnaturada por deixá-lo sozinho? Nunca pensei que me preocuparia tanto!

Banho tomado, barriga cheia, cansada. Tudo perfeito para uma boa noite de sono. Isso se eu não fosse mãe, porque, assim sendo, minha noite estava apenas começando.

O Gabriel acordou para mamar a cada uma hora e meia e mamou durante 40 minutos, em média. Isso significa que passei a noite inteira acordada, apenas cochilando entre uma mamada e outra. Às 6 horas da manhã, o pobre bebezinho começou a se retorcer de cólica. Coitado, como as cólicas são cruéis! Tanto para o bebê quanto para a mãe.

A cólica do lactente é um problema extremamente comum. Não existe uma definição exata, mas a mais aceita diz que ela provoca um choro sem motivo aparente – excluindo-se a possibilidade de fome – que dura pelo menos 3 horas, pelo menos 3 dias por semana e por 3 semanas seguidas pelo menos.

No meu livro de pediatria (tirei-o do fundo do baú para essa situação de emergência), diz: "É causa bastante comum de choro nos três primeiros meses de vida e, com frequência, representa sério problema para o **pediatra**".

Não acreditei quando li isso. "Sério problema para o médico pediatra?". Faça-me o favor! Problema muito mais sério é para a pobre mãe, que, mesmo tendo lido tudo a respeito, não consegue achar uma solução e passa noites e noites acordada esperando aquele choro passar.

Voltando às minhas primeiras 24 horas sozinha com o Gabriel...

Depois de uma noite inteira amamentando a cada 1 hora e meia, completamente tonta de sono, as cólicas dele pareciam piores do que tinham sido quando minha mãe estava por perto. Fiz de tudo: coloquei-o de bruços na cama, de bruços apoiado no meu colo, de lado, só faltou amarrá-lo de ponta-cabeça! Dei remédio para gases, fiz massagem com óleo morno, exercícios tipo "bicicletinha" e, obviamente, nada deu certo. Ele só parava de chorar se estivesse mamando e, apesar de o meu peito estar em frangalhos, resolvi deixar que ele mamasse o quanto quisesse e quantas vezes quisesse. Sabe o que aconteceu? Ele mamou até vomitar.

Aí, sim, me desesperei (mentira... já estava desesperada há tempo). O que mais eu podia fazer? Além de não saber como amenizar aquele sofrimento, ainda piorei tudo quando resolvi dar o peito sem qualquer limite, simplesmente para ele parar de chorar. Queria vê-lo quieto, por isso deixei que mamasse tanto, não me preocupei em saber se aquilo faria bem para ele. Igualei-me à mais desnaturada mãe da face da terra. Era assim que eu estava me sentindo.

Não queria chamar nenhuma amiga para me ajudar, nem queria ligar para a minha mãe. Não era fácil expor minha incapacidade materna expressa por aqueles choros desesperados!

Uma vez, minha irmã me perguntou se eu chorava de pena do Gabriel quando ele chorava, e eu disse que não. Nesse dia, eu chorei, mas não de pena dele e, sim, de pena de mim mesma. Chorei de cansaço, chorei de fome, chorei por me achar incapaz.

Tentei me acalmar, respirei fundo, sentei na cadeira de amamentação e segurei aquele serzinho tão pequeno junto ao meu peito. Abracei bem forte, olhei nos olhos dele e pedi encarecidamente que parasse de chorar para que a gente pudesse se entender. Expliquei que o amava, que cuidaria muito bem dele e, mesmo sabendo que ele não entendia uma palavra sequer, continuei desabafando minha angústia.

Não adiantou. Ele continuou chorando e desisti de ficar calma. Fiquei lá aos prantos, abraçada a ele, até que o tempo passasse e o Rodrigo chegasse para me ajudar. Não havia nada que eu pudesse fazer além disso.

O dia passou sem que eu me desse conta, e até que não demorou muito para o Rodrigo voltar. Imagina em que estado ele me achou? Não sei quem ficou mais desesperado, se eu ou ele. O coitado nunca imaginou que me deixar sozinha naquele dia pudesse ter gerado tanto sofrimento. Sei que ele jamais teria esse propósito.

Como "não há mal que sempre dure ou bem que nunca se acabe", de repente, sem mais nem menos, depois de ter feito alguma das coisas que, com certeza, eu já havia tentado antes, o Gabriel parou de chorar. Ele ficou bem calminho, como se nada tivesse acontecido.

Simplesmente voltou a ser o anjinho de sempre, sem me dar qualquer explicação sobre os choros das últimas 24 horas.

Vai entender o que se passa na cabeça e no corpo desses bebezinhos...

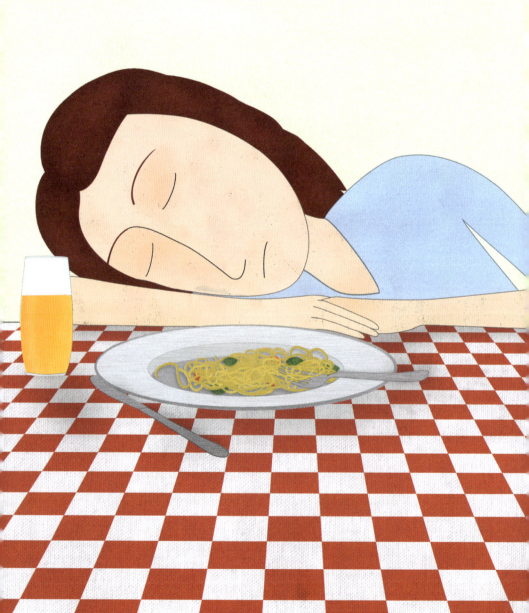

CAPÍTULO 30

# A vida de mãe

DEPOIS DO PRIMEIRO dia de mãe, vêm o segundo, o terceiro, e nem por isso eles são mais tranquilos. Tudo parece muito simples. Eu só tinha uma obrigação: **CUIDAR DO GABRIEL.**

Os dias eram tranquilos, mas as noites, intermináveis. Noites e noites amamentando, sem dormir mais de 3 horas seguidas, e, pela manhã, tudo recomeçava como se a noite tivesse sido de sono profundo. Por alguns dias, pensei que enlouqueceria. Meu Deus, como as mulheres conseguiram fazer isso durante tantos e tantos anos praticamente sem reclamar?

O Gabriel chorava quase o tempo todo. Só se acalmava se estivesse no peito. Com isso, ele passou a mamar quase de hora em hora e eu já não aguentava mais.

No auge do desespero, comprei um daqueles livros de "autoajuda" para mães desesperadas, em que havia uma receita muito simples para se ter um "bebê-anjo", que dormiria a noite inteira. Nos primeiros capítulos, estava escrito que bebês de 2 meses têm capacidade de dormir de 6 a 8 horas por noite e isso me animou muito (se o meu não tivesse nascido com "defeito de fábrica", tudo daria certo). A receita era simples: crianças precisam de rotina, independentemente da idade, e quanto antes essa rotina for imposta, melhor para elas.

Eu só tinha de regular alguns horários do Gabriel, nada mais. Todos os dias, ele seguiria os mesmos horários da seguinte maneira:

- Mamar 15 minutos em cada peito.
- Ficar acordado durante 1 hora (depois do fim da mamada).
- Dormir 1 hora e meia.

Bastava seguir esse roteiro e repetir tudo a cada 3 horas.

A hora de dormir era a mais trabalhosa, porque ele tinha de dormir sozinho, no berço (para aprender a ser independente desde cedo). Nada de ninar ou ficar cantando. Era preciso que desenvolvesse a capacidade de dormir sozinho.

No começo, ele mamava e logo fazia aquela carinha de sono, mas isso era expressamente proibido. Dormir só depois de passar uma hora acordado. Valia qualquer coisa para despertá-lo. Na hora marcada para dormir, ele estava desperto o suficiente para não querer ficar no berço, e aí começava a choradeira.

Durante 4 dias, minha vida foi uma provação. Escutei tanto choro que estava me acostumando àquele barulho. Tudo parecia do avesso, mas eu tinha um propósito: ou eu domava o Gabriel, ou ele me enlouqueceria.

Foi incrível a mudança. Em 4 dias, ele se transformou em um relógio. Eu nem precisava marcar os horários: na hora exata, ele acordava para mamar; em seguida, brincava; e, como por encanto, mostrava os primeiros sinais de sono 1 hora após o término da mamada. Eu estava no céu.

O que mais me deixava orgulhosa era vê-lo dormir sozinho. Não precisava me desgastar chacoalhando-o, nem ficar andando na ponta dos pés depois que ele adormecia. Era só colocá-lo no berço e esperar uns 15 minutinhos. É claro que ele resmungava, chorava um pouco, se esticava e reclamava, mas logo estava dormindo como um anjo.

Quando passei 4 dias deixando que ele chorasse sem parar, todos me acharam uma mãe sem coração. Depois que se comportou, todos acharam que eu tinha feito a coisa certa. Sentia-me a mãe mais esperta do mundo. Por que ninguém me ensinou isso durante a gravidez? Esse livro deveria ser leitura obrigatória na faculdade de medicina!

Passei a ter tempo para caminhar, ir ao salão de beleza, ler e estudar. Era perfeito! Só precisava ajustar os horários e pronto. Podia fazer o que eu quisesse. O Gabriel era um bebê adestrado! Meu orgulho!

Não sei o que acabou dando errado no meu adestramento... Depois de 3 meses e meio, o Gabriel se revoltou e esqueceu tudo o que eu havia ensinado. Simplesmente não dormia. Nem de dia, nem à noite.

Planejei um retorno gradativo e tranquilo para o consultório quando o Gabriel fizesse 4 meses e assim foi feito. Atendia uma ou duas pacientes pela manhã e uma ou duas à tarde. Nunca ficava mais de 2 horas longe do meu filho, para manter o aleitamento materno exclusivo. Tudo teria sido perfeito se o comportamento dele não tivesse mudado tanto.

Realmente, não sei explicar como tudo aconteceu. Não sei se ele foi crescendo e, à medida que descobria o mundo, achou que dormir era perder tempo ou se fizemos alguma coisa errada na rotina preestabelecida (vai ver que foi praga que alguém me rogou).

Depois de 3 meses e meio, fui descobrir por que algumas mulheres têm tantas queixas quando falam de suas experiências como mães. Descobri que ser mãe é a melhor e a pior coisa do mundo, tudo ao mesmo tempo. A melhor é olhar para aquela carinha linda enquanto amamentamos. É vê-lo soltar o peito e dar uma risada gostosa enquanto olha bem no fundo dos nossos olhos. Mas quando, às 3 horas da manhã, ele volta a chorar sem parar depois de termos passado quase 2 horas cantando e embalando-o (sem esquecer que estava há dias sem dormir mais de 2 horas seguidas), isso, com certeza, é uma das piores coisas do mundo.

Eu estava acostumada a fazer plantão. Já passei várias noites acordada trabalhando e pensei que isso teria me preparado para a maternidade. Ledo engano! Ninguém faz quatro ou cinco plantões seguidos. É desumano trabalhar tanto assim, além de colocar a vida de outras pessoas em risco ao trabalhar com tanto sono.

Ser mãe é estar de plantão 24 horas por dia, 7 dias por semana, 30 dias por mês. Sem fazer distinção entre dia e noite, na maioria das vezes. Não sei como as mulheres que precisam trabalhar nesse período conseguem conciliar tudo. Ser mãe, profissional, esposa e dona de casa, tudo ao mesmo tempo, é muito estressante. Santa licença-maternidade!

Sentimentos maravilhosamente contraditórios enchiam meu coração. Algumas vezes, ficava extremamente feliz olhando o Gabriel; outras, sentia vontade de deixá-lo chorando e dormir como se nada estivesse acontecendo.

Além de tudo isso, vem a culpa. Culpa por não estar plenamente feliz com a maternidade e sentir saudades da minha vida antes do Gabriel. Culpa por, às vezes, sentir raiva daquele choro incessante e ter vontade de fugir. Culpa por não fazer tudo sem reclamar, como as mulheres sempre fizeram durante anos. Culpa por não saber o que ele queria nem o que fazer para acalmá-lo.

Queria me sentir feliz, porque, com certeza, eu estava feliz com a minha nova função de mãe, mas sentir-se feliz quando se está com sono, muito sono, e exausta é bem complicado. Com sono, nada é muito bom e os problemas ficam sempre maiores. Com sono, médicos colocam a vida de pacientes em risco. Com sono, as mães colocam o casamento em perigo.

Coitado do Rodrigo! Ele é um paizão, desses de novela, mas, mesmo ajudando muito, esse muito era pouco perto do que eu precisava.

Alguns motivos básicos fazem o pai, por mais dedicado que seja, não ajudar muito na hora de cuidar dos filhos pequenos. Primeiro, eles não têm peito para amamentar, o que tira quase 50% das possibilidades de ajuda. Segundo, eles trabalham e, na maioria das vezes, não podem ficar a noite toda acordados (não podemos menosprezar essa função deles. Dinheiro não cai do céu). Terceiro, eles são homens e, como tal, não têm muita paciência. Falta o tão famoso "instinto materno", além de terem o sono pesado e quase nunca acordarem com o choro do bebê.

Passar por tudo isso não é fácil, mas se torna muito pior por causa dos "pré-conceitos" da sociedade. Sentia-me como se estivesse sendo avaliada em tempo integral. Como se alguém pudesse me dar uma nota baixa cada vez que não conseguia fazer o Gabriel dormir ou cada vez que ficava irritada por causa da falta de sono.

Tive dificuldades com a maternidade. Fazer algo pela primeira vez é sempre um mistério. Queria achar meu jeito de fazer as coisas, mas isso era impossível. A maternidade é uma experiência quase coletiva. Todos querem dar palpites e dicas (mesmo que você não esteja interessada). Temos de nos enquadrar às expectativas dos familiares, amigos, conhecidos, amigos de amigos, parentes dos amigos, vizinhos da família, cunhada do cunhado, etc. As pessoas ficam te olhando para ver se você já está com "cara de mãe".

**"Cara de mãe"?** O que exatamente significa isso? É aquela cara serena, que emana carinho e atenção, a típica cara de mãe de propaganda de margarina? Ou "cara de mãe" é aquela com olheiras, meio descabelada, com as sobrancelhas por fazer? Idealizamos demais as mães!

A "boa" mãe não pode sentir raiva, não pode perder a paciência. Ficar triste em alguns casos pode ser até permitido, mas a maioria dos sentimentos negativos é praticamente proibida.

Algumas coisas precisam ser desmistificadas para que as mães possam ter mais liberdade para expressar seus sentimentos. Não há como não sentir raiva quando o bebê acorda pela sétima vez para mamar durante a noite. Isso não quer dizer que a mãe seja desnaturada; quer dizer, apenas, que mãe é um ser humano como outro qualquer.

Eu me sufoquei no começo. Sentia-me culpada por cada sentimento negativo. Cada vez que reclamava, mesmo escondida, sentia-me uma péssima mãe. Depois de algum tempo, fui me permitindo sentir todas as coisas, não só as boas. Sentimentos negativos também são importantes para o nosso desenvolvimento emocional. Parei de me culpar por não estar feliz 100% do meu tempo. Fui me descobrindo como mãe, achando o meu jeito de cuidar do Gabriel. Deixei de querer o título de "mãe do ano" e passei a compreender minhas limitações e entender que não sou pior que ninguém por causa delas. Encontrei o equilíbrio entre a mãe, a dona de casa, a esposa e a profissional.

Criar filho não tem regra. Os livros de autoajuda resolvem por algum tempo, mas cada criança é de um jeito e cada mãe tem seu modo de criar os filhos. O mais importante é diminuir as cobranças e encontrar um equilíbrio na rotina do dia a dia. Ser mãe é bom demais, mas cansa, e sentir-se cansada não é pecado.

O Gabriel era uma criança maravilhosa, mas tinha muitas cólicas e não dormia a noite toda, como os livros e os pediatras dizem que deveria acontecer. Fiz de tudo, segui todos os conselhos leigos e profissionais, mas ele continuava acordando a cada 3 horas (às vezes, nem era para mamar, mas acordava do mesmo jeito). Eu não era uma mãe ruim por não conseguir que ele seguisse as regras preestabelecidas, e ele não era um bebê problemático só porque acordava à noite.

Aos poucos, construímos nossas próprias regras, descobrimos como ser mãe e filho e, apesar de não cumprirmos todas as regras pré-definidas, estávamos muito felizes.

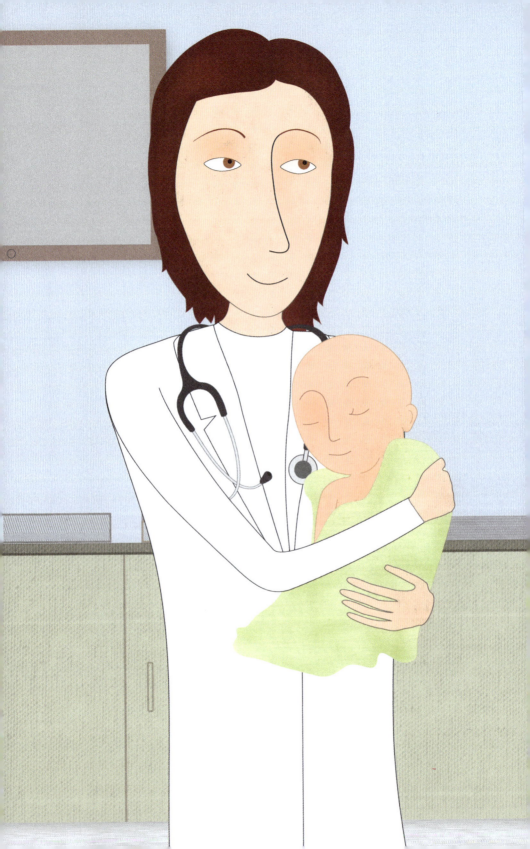

CAPÍTULO 31

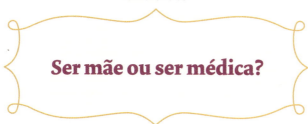

# Ser mãe ou ser médica?

PRATICAMENTE TUDO QUE o Gabriel fazia era a primeira vez. O primeiro sorriso, a primeira graça, o primeiro cocô amarelado, o primeiro espirro. Desta vez, foi a primeira febre.

Levamos o Gabriel para a vacinação. As vacinas são indispensáveis. Mesmo as que têm efeitos colaterais precisam ser dadas, para o bem do nosso tão amado filho. Fiz questão de que a vacina fosse dada enquanto ele mamava no peito, para que se sentisse protegido. Não deixei que ele ficasse sozinho nem por um segundo. Tudo que uma mãe coruja pode fazer para proteger sua cria, eu fiz.

Depois da vacina, fomos para casa, demos a medicação de rotina, mimamos muito nossa cria (como bons pais corujas, o Rodrigo e eu estávamos juntos o tempo todo nessa empreitada). Repetíamos, em coro, "tadinho, ele tá dodói!" e ficávamos olhando, tentando protegê-lo de qualquer efeito adverso daquela temida vacina.

Desde o início, ele estava irritado, mas nada havia saído do controle. Até tentei fazer compressa gelada no local da aplicação da vacina, exatamente como sempre ensinei às minhas pacientes, mas não consegui. Logo que coloquei o gelo (devidamente enrolado em um pano, é claro), ele começou a gritar e gritar e gritar. A coxa dele inchou e avermelhou, mas preferi deixar daquele jeito a vê-lo chorar desesperado.

De repente, umas nove horas após a vacina, ele ficou quieto e bem vermelho. Quando o Rodrigo o tomou no colo, percebeu que ardia em febre. Pegamos o termômetro e constatamos: 38,8°C. Coitado do nosso bebê!

Não sei se ele choraria de qualquer jeito ou se chorou ao perceber o desespero de seus pais, mas o fato é que ele choramingou com aquela cara de "dó" que só os bebês conseguem fazer. Demos antitérmico e coloquei-o para mamar.

Não sei como mães leigas (que não trabalham na área da saúde) sobrevivem a seus filhos pequenos. Fiquei quase louca quando vi aquele bebê tão lindo e tão pequeno queimando em febre. Mesmo sabendo que não era nada grave e sabendo quais remédios usar e quantas vezes dar, fiquei nervosa. Não tirávamos os olhos do pobre bebê. Contávamos os segundos para o remédio fazer efeito e a febre baixar. As coisas estavam estressantes, mas, depois que o telefone tocou, tudo piorou.

Tive direito à licença-maternidade de 6 meses, não precisei me preocupar com trabalho nessa época. Decidi me dedicar exclusivamente à maternidade. Mas, mesmo de licença, não deixei de ser médica e acabei atendendo a algumas pacientes que me procuraram. Não queria voltar ao trabalho ainda, para não dividir meu tempo entre o Gabriel e as pacientes; queria me dedicar à amamentação exclusiva por 6 meses e aprender, com muita paciência e dedicação, a arte de ser mãe. Entretanto, nesse dia, nesse fatídico dia, uma paciente precisou de mim em uma emergência.

Eu amamentava o Gabriel, que ardia em febre, quando o telefone tocou da emergência do hospital. A funcionária que me ligou disse haver uma gestante (cujo médico tinha viajado) com muitas dores e sangramento. Para completar a cena, como se as outras coisas não bastassem, chovia torrencialmente.

Eu disse para a secretária que não atenderia ao chamado, pois estava amamentando, mas ela se desesperou do outro lado da linha por não encontrar nenhum obstetra disponível. A princípio fiquei sem saber o que fazer, mas disse que terminaria de amamentar e avaliaria a paciente. Quando desliguei o telefone, imaginei a gestante sozinha, sem médico, em uma hora daquelas. Eu precisava ajudar. Que tipo de profissional seria eu se a deixasse lá, sem assistência? E se a gestante sangrando fosse eu? Era só terminar de amamentar e deixar o Gabriel por alguns minutos, ou talvez uma hora, com o pai. Que mal haveria nisso?

Enquanto ele mamava, fiquei cada vez mais ansiosa ao pensar na possibilidade de deixá-lo daquele jeito. Achei que a febre passaria logo, mas não passou. Que mãe seria eu se deixasse meu filho com febre em casa e fosse trabalhar? Que obstetra seria eu se deixasse uma gestante sozinha e sangrando sem assistência?

Queria fazer as duas coisas ao mesmo tempo. Não queria decepcionar a "Naira-médica" nem a "Naira-mãe", mas isso não era possível. Para o Rodrigo não havia dúvidas: o Gabriel só tinha uma mãe e a paciente poderia procurar outro hospital e outro médico. Aí, sim, me senti péssima. Como pude cogitar a possibilidade de deixar meu filho com febre, em uma noite de tempestade, para trabalhar?

Sei que cuidar do meu filho é a coisa mais importante da minha vida, mas uma paciente grávida e sangrando fez meu instinto de médica, de cuidadora, aflorar novamente.

Naquele momento, eu precisava dar prioridade ao meu pequeno herdeiro, mas a paciente sangrando me fez perceber que nunca deixarei de ser médica. Esse é o meu destino.

Este livro foi composto com a fonte Dolly,
projetada pelos designers Bas Jacobs,
Akiem Helmling e Sami Kortemäki,
da typefoundry Underware,
em corpo 10.6 x 16 pt.